U0248295

从零开始学
经络养生

杨青 等◎编著

中华人民共和国执业医师证书编码：141640104000025

Congling kaishi xue
jingluo yangsheng

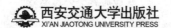
西安交通大学出版社
XI'AN JIAOTONG UNIVERSITY PRESS

图书在版编目（CIP）数据

从零开始学经络养生 / 杨青等编著. —西安 ：西
安交通大学出版社，2017.1
ISBN 978-7-5605-9365-4

Ⅰ.①从… Ⅱ.①杨… Ⅲ.①经络—养生（中医）
Ⅳ.①R244.1

中国版本图书馆CIP数据核字（2017）第011953号

书　　名	从零开始学经络养生	
编　著	杨　青　王强虎　赵文娟　王　磊	
责任编辑	张沛烨　张雪冲	
出版发行	西安交通大学出版社	
	（西安市兴庆南路10号　邮政编码710049）	
网　　址	http://www.xjtupress.com	
电　　话	（029）82668805　82668502（医学分社）	
	（029）82668315　（总编办）	
传　　真	（029）82668280	
印　　刷	廊坊市华北石油华星印务有限公司	
开　　本	880mm×1280mm　1/32　印张　8.625　字数　170千字	
版次印次	2017年6月第1版　　2017年6月第1次印刷	
书　　号	ISBN 978-7-5605-9365-4	
定　　价	39.80元	

读者购书、书店添货、如发现印装质量问题，请通过以下方式联系、调换。
订购热线：（029）82665248　82665249
投稿热线：（029）82668502
读者信箱：medpress@126.com

前　言

　　我们在读武侠小说的时候，经常会碰到任督二脉、点穴之类的称谓，似乎打通任督二脉是练成绝世神功的关键，而点住穴位则可以控制人体全部或某一部位的功能。对于一般人来说，这些可能有些神秘莫测，但如果略懂一些中医就会知道，这其实都是基于中医的经络原理。虽然小说中对经络的作用有艺术夸大的成分，但人体的经络确实是存在的，而且对强身健体起着至关重要的作用。

　　话说回来，经络究竟是什么呢？实际上，经络是经脉和络脉的总称。它不像心脏、肝脏、血管、四肢等是看得见摸得着的，它是人体内部遵循一定线路、互相联系、传输气血的隐性系统，解剖看不见，但却能有所感觉。形象地说，人体就像一座城市，而经络就如同城市中的各种管道。在这些管道中，大的主干叫经脉，小的分支叫络脉。它们纵横交错，遍布全身，向内连接着人体的五脏六腑，向外沟通着人体的四肢百骸、五官九窍。总之，经络将人体各部分组织器官联系成为一个富有生机和活力的有机整体。

　　除连接人体脏腑器官外，经络还有一个重要的作用，那就是运输气血。气血是人体中滋润五脏六腑、抵御外部风邪、提高人体免疫力的精微物质，它们在人体中不断运动变化，使人体产生各种生理活动，而气血之所以能畅通无阻地通达全身，全都依赖于经络的传输功能。

　　人体经络是一套具有强大自我调节能力的系统。从古至今，人们就将经络以及经络上的穴位当作人体大药来使用。中医里有句术语，叫"诸病于内，必形于外"。这就是说，只要观察一下我们哪条经络有不正常的反应，就可以知道哪个脏腑器官出现了问题。不仅如此，通过对经络的按摩或者是刺激，还可以达到养生祛病的目的。可以说，经络是人体的生命之河。疏通它，你就能够告别疾病，常葆健康；忽视它，你就可能会因此而百病缠身，伤痛不断。所以《黄帝内经》中才说："经脉者，所以能决死生，处百病，调虚实，不可不通。"这就充分说明了经络养生的重要性。

　　本书共分十八章，系统而又生动地从经络养生保健原理、基本手法入手，针对具体的健康问题进行了详细的解说，语言通俗易懂、内容丰富实用，愿大家在这本书的指导下，轻松享受经络养生的功效与乐趣。

目　录

第一章

经络：人体的天然药库

我们在读武侠小说的时候，经常会碰到任督二脉、点穴之类的称谓，似乎打通任督二脉是练成绝世神功的关键，而点住穴位则可以控制人体全部或某一部位的功能。虽然这些都是虚构的，但其却源于中医的经络理论。经络是运行气血、联系脏腑和体表及全身各部的通道，是人体功能的调控系统。在两千多年的医学史上，经络学一直为保障华夏儿女的健康发挥着重要的作用。虽然小说中对经络的作用有艺术夸大的成分，但人体的经络确实是存在的，而且是人体的天然药库。

🟡 认识经络

经络是人体针灸和按摩的基础，是中医学的重要组成部分。"经"的原意是"纵丝"，有路径的意思，也就是经络系统中的主要路径；"络"的原意是"网络"，也就是主路分出的辅路，存在于机体的表面，纵横交错，遍布全身。

《灵枢·脉度》说："经脉为里，支而横者为络，络之别者为孙。"这是将脉按大小、深浅的差异分别称为"经脉"、"络脉"和"孙脉"。经络的主要内容有：十二经脉、十二经别、奇经八脉、十五络脉、十二经筋、十二皮部等。其中属于经脉方面的，以十二经脉为主，属于络脉方面的，以十五络脉为主。它们纵横交贯，遍布全身，将人体内外、脏腑、肢节联成为一个有机的整体。

经络是运行气血、联系脏腑和体表及全身各部的通道，是人体功能的调控系统。它可以调整体内阴阳平衡，可以主宰人的生命。从经络角度来看，疾病发生的主要原因就是经络堵塞不通畅。因此，要调阴阳、治百病，就要先疏通经络。

经络养生就是根据中医经络理论，按照中医经络和腧穴的功效主治，采取针、灸、推拿、按摩等方式，达到舒经理络、交通阴阳而最终实现驱邪治病，使机体恢复阴平阳秘的和谐状态。可以说，经络通畅，人就健康；经络堵塞，人就生病。所以多了解经络知识，就能对我们的健康多一份保证。

❦ 经络"决生死、处百病"

在学习任何一门学问前，都要先学习它的基础知识，就好似盖高楼之前，要打上地基一样。中医也不例外，如果说它是一座大楼，那么经络就是其坚实的地基。

对于经络的重要作用，我国历代医家在各种文献中都有论述。如《黄帝内经》中就有："经脉者，所以决死生，处百病，调虚实，不可不通。"《灵枢·经脉篇》说："夫十二经脉者，人之所以生，病之所以成，人之所以治，病之所以起，学之所始，工之所止也……"也就是说，人生下来、活下去、生病、治病的关键都是经络。

那么，经络对人体健康来说究竟起到什么作用呢？

1. 联络脏腑，沟通全身

经络可以把人的内脏、四肢、五官、皮肤、肉、筋和骨等所有部分都联系起来，就好像地下缆线把整个城市连接起来一样。道路通畅，身体才能保持平衡与统一，维持正常的活动。

2. 运行气血，营养脏腑

天然气需要用管道输送到各个地方，同样，气血也要通过经络输送到身体各处，滋润全身上下内外。这是经络的第二个作用。每个人的生命都要依赖气血维持，经络就是气血运行的通道。只有通过经络系统把气血等营养输送到全身，人才能有正常的生理心理活动。

3. 抗御病邪，保卫机体

外部疾病侵犯人体往往是从表面开始，再慢慢向里发展，也就是先从皮肤开始。经络内外与皮肤相连，可以运行气血到表面的皮肤，好像砖瓦一样垒成坚固的城墙，每当外敌入侵时，经络首当其冲地发挥其抵御外邪、保卫机体的屏障作用。

4. 反映内在，以表知里

疾病也有从内生的，"病从口入"就是因为吃了不干净的东西，使身体内的气血不正常，从而产生疾病。这种内生病首先表现为内脏的气血不正常，再通过经络反映在相应的穴位上。所以经络穴位还可以反映人内在的问题，中医称之为"以表知里"。

5. 刺激经络，调整气血

人的潜力很大，我们的肝脏只有1/3在工作，心脏只有1/7在工作……如果它们出现问题，我们首先要做的是激发、调动身体的潜能。按照中医理论，内脏跟经络的气血是相通的，内脏出现问题，可以通过刺激经络和体表的穴位调整气血虚实。这也是针灸、按摩等方法可以治疗内科病的原因。

嘴不但能吃饭，还能吃进细菌，这又成为疾病感染的途径。经络也一样，它可以运行气血，行使上面说的那些功能，但是人体一旦有病了，它也是疾病从外向里"走"的路。我们知道了它们的循行规律，就可以利用这一点来预防疾病的发展。这就好比敌人来偷袭，我们知道了它的行军路线，就可以提前做好防护准备。

经络超越了循环系统、血液系统和神经系统等各种分类，它承载着人体的气血精微，并将气血精微运输到人体各处，使人体体表、脏腑、五官、九窍、皮肉、筋骨均能受到温养濡润，又可以将阻滞不通的人体垃圾带走。这样就保证了身体有效地运转，而避免出现疾病产生痛苦。中医说经络行气血而营阴阳，就是对经络的集大成作用的概括。所以从中医的角度看，经络的运行使营卫之气密布全身，在内调五脏和六腑，在外抗御病邪、保卫机体。人体就百病不生了。

可以说，经络是我国古代中医最神奇的发明，他们利用自己的临床实践揭开了经络的秘密，并利用经络来治病疗疾。而对于那些对中医没有精深研究的人来说，是无缘掌握并体会经络之神奇的。

怎样通过经络看五脏六腑

什么是五脏六腑呢？中医将内脏统称为五脏六腑。心、肝、脾、肺、肾是五脏，主要功能是生成并储存人体的所有精华；小肠、胆、胃、大肠、膀胱、三焦为六腑，其主要功能是消化食物，排出废物。

经络可以看作是五脏六腑的一面镜子，通过经络我们可以看出五脏六腑的病变。

1. 经络与脏腑的关系是养生的关键

《黄帝内经》把人体看作是一个以五脏为中心的有机整体，而脏腑之间和人体各部位之间的功能联系及其动态平衡的保持则是通过经络实现的，经络是脏腑协调的主要通道。

人体脏腑、形体诸窍通过经络构成一个完整的有机体。《灵枢·经脉》中则详细论述了十二经分别属、络相应脏腑，以及其他脏腑和五官之间的联系，强调了经络与脏腑间的密切相关性。

经络是脏腑相互联系的重要通道，经络不通畅，脏腑就失去了正常的联络，脏腑的功能不能正常发挥，气血阴阳就会失调失和，从而影响到健康，伤害到形体，这是疾病产生的常见原因和内在依据。

由于经络和脏腑密切相关，协同合一，共同连接成一个有机的整体，因而通过调理经络可以达到调理脏腑的功能，从而达到养生的目的。

2. 脏腑得病，要顺藤摸瓜

经络内属脏腑，外络肢节，将内脏、四肢、五官、皮肤、肉、筋、骨等联系成一个整体。当身体内部出现问题的时候，经络就会将这种问题传到四肢五官。我们只有摸清了它们之间的关联性，才能顺藤摸瓜，找到疾病的根源。《灵枢·九针十二原》中说："五脏有疾也，应出十二原。"意思是五脏有病，会反映到十二原穴上。

经络当中，十二经络是主要干道，连接上下，与五脏六腑紧密相连，唇齿相依；奇经八脉、十五络脉散布全身，循环于人体内外，将人体所有器官组成一个有机的整体，内脏、四肢、五官、皮肤、肉、筋、骨等都在经络的联系下互相发生关联，牵一发而动全身，彼此影响。

3. 脏腑病，经络疗

脏腑有了病变，最重要的就是通过穴位来刺激经络，让经络中的气流重新续上，凝滞的气血重新恢复活力，运行起来。

提到脏腑病，经络疗，古代有个很生动的例子。当年，扁鹊经过虢国，碰上虢国的太子死去，尸骨未寒，人们正在为他举行祭祀。扁鹊在经过仔细询问及诊查后，确信太子并没有真死，就冒着杀头的危险去了皇宫。在太子的百会穴下针，过了几分钟，太子就苏醒了，进一步调理了半个多月后，太子便恢复如常。扁鹊也就此获得了"能医活死人"的美誉。这里，扁鹊"医活死人"的原理就是运用经络疗法。

通过经络我们可以看出五脏六腑的病变，也可以通过经络治疗方法对五脏六腑的病变进行医治，从而让经络为脏器服务，二者紧密联系，共同为我们的健康服务。

人人都能运用经络保健

人体的健康状况与经络是否通畅存在着密切的关系，它对人体有至关重要的作用。但一谈到经络，大部分人总是感觉到很神秘，认为只有专业医生才能运用。其实，作为日常保健，人人都能运用经络中最浅显的常识为自己的健康保驾护航。

1. 找穴位

找准穴位是运用经络保健的第一步，究竟怎样才能准确地找到要使用的穴位呢？

（1）看穴位图

我们经常看到许多中医门诊和中医教学场所都悬挂着穴位图，大家不妨买一幅国家标准经络穴位挂图，边看边实践，要不了多久就能掌握经常使用的穴位。

（2）用手指测量

在寻找穴位时，中医有"同身尺寸"之说。每个人穴位的位置虽然相同，但每个人手指的大小、宽度，因年龄、体格、性别而有极大的不同。因此确定穴位时必须用自己的手指。

拇指同身寸——拇指第一关节的宽度，即一寸。

中指同身寸——以中指中节桡侧两端之间的距离即一寸。

横指同身寸——食指、中指、无名指第二关节和小指第一关节宽度的和，即三寸。

（3）靠感觉

为了准确找到经络穴位，除了掌握以上一些基本方法外，由于人与人之间还会有个体差异，还要结合如下标准和某些穴位特点来取穴：一般正确的穴位多在骨的上下左右旁，或两骨相接的关节部位凹陷中，或骨骼肌肉的中间，很少在骨上或血管中，在骨旁部位的经穴（腹部无骨处除外）可用拇指指尖掐之，如有酸麻及触电般的感觉说明取穴正确。如无此感觉，只觉麻疼（有的数分钟才感觉到酸麻）应加深或偏左偏右试之，如按压对了穴位，其效会立见，有的会缓慢见效，有的会在压后较长时间见效。

可能有些朋友看了穴位图后，还是不太明白怎样找穴位。我们以手上治心脏的内关穴为例，内关穴在手腕横纹上 2 寸，而从肘横纹到腕横纹总共是 12 寸，2 寸就是 12 寸的 1/6 处。再如关元穴在脐下 3 寸，从肚脐眼到耻骨最高点总共是 5 寸，5 寸的一半再往下一点就是关元穴。如此慢慢熟悉，大家都能掌握怎样找穴位的技巧，从而就可以运用经络进行保健养生了。

2. 保健手法

找到了穴位，该使用什么样的手法呢？下面介绍几种常见的按摩手法。

（1）揉法

揉法是以单指、多指和手掌在施术部位紧贴皮肤，旋转或做弧形揉动。用力须由轻而重，以达肌肉深部。切忌在施术部位摩擦。用力的轻重、时间和频率，依具体病情而定，一般是每分钟 60 次左右，不能突然过猛过快。单指多适用于穴位上，范围较小的部位；多指多适用于关节周围，如肩关节周围等；手掌多用于胸腹、腰背、大腿等范围较大的部位。

（2）压法

压法是用指、掌、肘接触某一部位，进行深压的一种方法。

压法用力较重，应达肌肉深层。压时应使施术部位有胀、麻、酸、热感。切忌用力过猛，或在施术部位上滑动，以免损伤皮肤。指压法多用于穴位及范围较小的部位；肘压法多用于臂部和大腿等肌肉丰厚的部位；掌压法用于腹部等面积较大的部位。

（3）摩法

摩法是以手指螺纹面、手掌掌心在施术部位进行环形摩动的一种方法。摩法操作时要以腕关节连同前臂做有节律的环形摩动。摩法用力的大小，要根据病情和体质而定，以摩后感到舒适为宜。掌摩法适用于胸腹部，指摩法适用于眼周围及穴位上。

（4）拿法

拿法即用大拇指向其他手指对称用力，拿取选用的治疗部位或穴位。拿时用力要适当，以达肌肉深层为度。用力过轻，起不到治疗作用；用力过猛，则易损伤局部皮肤。二指拿多用于穴位，多指拿适用于头、颈、肩、四肢等部位。

（5）搓擦法

擦法是用掌面大小鱼际或四指并拢，紧贴于一定部位上，沿直线做上下或来回擦动的一种方法。搓法是四指并拢，双手掌指对称夹住施术部位，由上而下快速搓擦的一种方法。为避免擦伤皮肤，用力要适度，在搓擦时也可涂抹些润滑剂。擦法适用于上背、腰骶、上肢、胸肋和少腹等部，搓法适用于下肢。

以上五法，视病情、个人体质而定，既可同时采用多种方法，也可单独使用。

❀ 穴位是运输气血的中转站

穴位又称"腧穴"，是人体输注气血、反映病候、防治疾病的重要部位。"腧"就是传输的意思，"穴"说明这个部位存在着空隙，所以一般都用"穴位"来称呼。实际上，穴位就是每条经络上最突出的地方，穴位对经络的重要就如同经络对于人体的重要。它位于经脉之上，而经脉又和脏腑相连，穴位、经脉和脏腑之间就形成了立体的联系。当然，穴位就成了这个相互联系的体系中最直接的因素，通过穴位来发现身体存在的问题，更可以利用它们来治疗疾病，保持身体的健康。

按照中医基础理论，人体穴位主要有四大作用，首先它是经络之气输注于体表的部位；其次它还是疾病反映于体表的部位，当人体生理功能失调的时候，穴位局部可能会发生一些变化，比如说颜色的变红或者变暗，或者局部摸起来有硬结或者条索状的东西等等；再者我们可以借助这些变化来推断身体到底是什么部位出了问题，从而协助诊断；最后，当人体出现疾病的时候，这些穴位还是针灸、推拿等疗法的刺激部位，当然我们也可以用这些穴位来预防疾病的发生。

有专家说，正是由于腧穴的发现，才最终确立了经络学说，这种说法是有一定道理的。在远古时代，没有医生，没有医院，

　　没有先进的设备，更没有灵丹妙药，当我们的祖先身体不舒服的时候，发现在病痛的局部按按揉揉，或者用小石头刺刺，小木棍扎扎，就能减轻或者消除病痛。其实这种"以痛为腧"的取穴方式，就是腧穴的原型。后来通过实践活动，古代人对腧穴有了进一步的认识，知道了按压哪个位置能起到什么样的治疗作用，为了便于记忆，便于交流，还给它们起了名字。在公元前1世纪的时候，有名字的穴位大概有160个。

　　随着对穴位主治功能认识的不断积累，古代医家发现这些穴位不是孤立的，这些穴位位于"经络"——能量的通路上，通过经络与脏腑相通。历代医家不断整理，到了清代，有名的穴位一共有361个，包括52个单穴，309个双穴。这361个穴位位于十二经和任、督二脉之上，有固定的名称和固定的位置。这也是我们现代人常说的"经穴"，或者"十四经穴"。

　　还有一些穴位，也有自己的名字，有固定的位置，但是却不属于十四经，它们属于另外一个系统，那就是"经外奇穴"，简称"奇穴"，其中也包括许多近代发现并获得认可的新穴。比如说四缝、八风、十宣、定喘等。常用的奇穴有40个左右。

　　其实还有一类穴位，没有固定的名字，也没有固定的位置，这就是"阿是穴"。相传在古时有中医为患者治病，但一直不得其法。有一次无意中按到病者某处，病者的痛症得到舒缓。医者于是在该处周围摸索，病者呼喊："啊……是这里，是这里了。"医者加以针灸，果然使疾病好转。于是把这一个特别的穴位命名为"阿是穴"，其实就是病痛局部的压痛点或者敏感点，这种叫法最早见于唐代。

　　可以看出，人们对腧穴的认识是不断发展的，关于究竟有多少穴位这个问题，也是在不同时代有着不同的答案。

第二章

手太阴肺经

手太阴肺经是十二经脉中排在最前面的一条，因此学习中医经络，首先要讲的就是手太阴肺经。它在脏腑联系中，对应肺，在十二时辰中，对应寅时（3点至5点）。它是医治呼吸系统疾病的主要经脉。

✡ 认识手太阴肺经

对十二经脉稍有认识的人都知道，手太阴肺经是分布在十二正经最前面的一条经脉。它属于手三阴经之一，是掌控人体呼吸系统的重要经脉。

对于手太阴肺经的循环路线，在《灵枢·经脉》篇中是这样描述的："肺手太阴之脉，起于中焦，下络大肠，还循胃口，上膈属肺。从肺系横出腋下，下循臑内，行少阴、心主之前，下肘中，循臂内上骨下廉，入寸口，上鱼，循鱼际，出大指之端。"

通俗地讲，就是说该经起自腹部，向下联络大肠，回过来沿着胃的上口贯穿膈肌，入属肺脏，从肺系（气管、喉咙）横行出胸壁外上方，走向腋下，沿上臂前外侧，至肘中后再沿前臂桡侧下行至寸口（桡动脉搏动处），又沿手掌大鱼际外缘出拇指桡侧端。其主要穴位如图1所示。

《黄帝内经》认为，任何经脉都不是孤立存在的，就手太阴肺经而言，它不仅循行于手臂的少商、鱼际、列缺、云门、中府、孔最、太渊、侠白、天府等穴位，还与人体的肺、胃、小肠、喉咙等器官密切相连。其支脉从腕后桡骨茎突上方分出，经手背虎口部至食指桡侧端。脉气由此与手阳明大肠经相接。

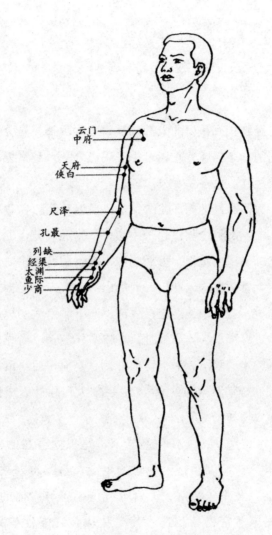

云门
中府

天府
侠白

尺泽

孔最

列缺
经渠
太渊
鱼际
少商

图1　手太阴肺经主要穴位图

潜伏在肺经上的疾病

手太阴肺经发生病变时，主要表现为胸部满闷，咳嗽，气喘，锁骨上窝痛，心胸烦满，小便频数，肩背、上肢前边外侧发冷，麻木酸痛等症状。对此，《黄帝内经》指出："诸气者，皆属于肺。"所以，气虚的培补、气逆的顺调、浊气的排放、清气的灌溉，都可以通过调节肺的功能来实现。肺经调理得好，上可疏解肝经之郁结，中可运化脘腹之湿浊，下可补肾中之亏虚。因此有"调诸脏即是治肺"的说法。

中府穴，止咳的利剑

虎口张开，四指在腋下，拇指头到达处就是中府穴。其为治疗支气管炎及哮喘的要穴，又是肺脾两经的会穴，所以同时可以治疗脾虚腹胀、气逆痰多、食欲不振诸证。若与后背肺俞穴同时点按，可有即时止咳之效。

中府穴是肺的募穴。所谓募穴，是指脏腑之气汇聚于胸腹部的一些特定穴位。五脏、心包及六腑各有募穴一个。

中府穴意指本穴的气血物质来自脏腑，即肺脏气血直接输注的地方，最能反映肺的健康与否。《素问·集注》上说："肺腧气在肩背，气逆于上，则肩背痛而汗出。"《素问·法时论》上也说："肺病者，喘咳逆气，肩背痛。"这些都说明肺脏病变反映于胸廓体表，可表现为肩背痛，或咳引胸痛，胸痛连背，背痛连胸，咳引肩背作痛等。

可见，当人体出现咳嗽、气喘、胸痛等病证时，大多是肺部有病、肺经或是中府穴受损所致。

《黄帝内经》认为，中府穴为肺气汇聚之处，可宣通肺气，止咳平喘，治疗咳嗽、气喘；又可宣调肺气，治疗肺胀满、胸痛，还能治疗肩背痛。在按摩的时候，如果取中府穴，可宣肺利气，达到止痛之目的。

中府穴是治疗咳喘的要穴，当然，中府穴不但对治疗咳嗽特别有效，还可以防治心绞痛。有心绞痛的人通常是中府穴这个地方有瘀阻，所以要经常按揉。另外，有心血管方面疾病的人，也可以同时推云门穴和中府穴进行调理。如果你是那种长期咳嗽（很有力量的那种咳嗽）的人，觉得堵闷后马上要咳出来的这种实咳实喘，那么，平常就更要多推中府穴和云门穴。推的时候，大拇指按着中府穴，然后向上推云门穴，一般会感到很痛。把痛的地方给推开，浊气就会散掉，你就会觉得胸里面非常舒服。

鱼际穴，哮喘患者的救急穴

鱼际穴在手掌的大拇指根部，由于肌肉明显突起，形状如鱼，故中医学把这个部位称为鱼际。鱼际穴位于第一掌骨（拇指根部骨头）的中点，赤白肉交界处（手背皮肤色赤，而手掌皮肤色白）。

从经穴功能来看，鱼际穴为手太阴肺经之输穴。输穴是人体脏腑、经络、气血输注出入的特殊部位。"输"通"腧"，或从简作"俞"。《素问·气府论》解释输穴是"脉气所发"；《灵枢·九针十二原》也说输穴是"神气之所游行出入也，非皮肉筋骨也"。说明输穴并不是孤立于体表的点，而是与深部组织器官有着密切联系、互相输通的特殊部位。"输通"是双向的。从内通向外，反映病痛；从外通向内，接受刺激，防治疾病。从这个意义上说，输穴又是疾病的反应点和治疗的刺激点。故鱼际穴能疏通肺经经气，调理肺气，起到解表宣肺的作用。

鱼际穴除了能反映人体的血气和病证外，还是治疗支气管哮喘的要穴。支气管哮喘是一种常见病，往往发作较急，如果处理不及时，导致严重缺氧就可能危及生命。

有一次，笔者到一个朋友家中做客，晚餐吃到一半，朋友的母亲突发支气管哮喘，一时呼吸困难、不能言语。于是笔者立即将大拇指按压在老人的鱼际穴上，食指顶住她的虎口，大拇指按顺时针方向由轻到重地反复按揉，几分钟后，老人的哮喘症状就迅速得到了缓解。

春季是一些哮喘患者的"多事之秋"。如果患者哮喘发作时，家属也可以按照上述方法帮助患者揉一下鱼际穴。按压鱼际穴可在数分钟内使哮喘症状迅速缓解，使哮喘的危害程度降低到最低，赢得进一步抢救和治疗的时间。按揉时以患者产生明显的酸胀感为宜。频率为每分钟 100 次，一般按揉 2 ~ 5 分钟即可见效。有哮喘病史者，自己平时也可以经常按压或艾灸此穴，按压该穴位时可以不拘时间地点进行，每天最少 3 ~ 5 分钟，长期坚持对哮喘也有很好地预防功效。

孔最穴，止血敛血最有效

腕横纹及肘横纹之间的中点，由中点向上量一横指（1 寸），摸前臂外侧骨头的内缘就是本穴。"孔"为孔窍，"最"为第一。凡窍之病，皆可用此穴调治，如耳痛、耳鸣、鼻塞、鼻衄。此穴还是治疗痔疮的要穴。另外，孔最还善调毛孔的开合，"为热病汗不出"之第一要穴。孔最为肺经郄穴，郄治急症，所以此穴也可治急性咽炎、咳嗽、扁桃体炎。

《黄帝内经》上指出，阳经上的郄穴多治急性疼痛，阴经的郄穴多治血证。孔最穴属阴经之郄穴，在《针灸大成》《类经图翼》上都记载着孔最穴能治吐血。所以孔最穴是治疗咯血的显效穴。

咯血是慢性支气管炎、支气管扩张、肺结核、肺肿瘤患者的常见症状之一。刺激孔最穴止血效果十分明显。正如《先醒斋广笔记》中治吐血三要诀提出的："宜行血不宜止血"，"行血则血循经络，不止自止"。刺激孔最穴可开痰通窍，疏通肺经经气，使停留在肺与气管中的瘀滞之血易于咯出，使气得通畅，咯血不止而自止。所以，当孔最穴受到刺激时，反射性造成支气管平滑肌弛张，有利于血块排出，呼吸通畅。此外刺激孔最穴还能使内脏血管平滑肌收缩，使破坏的血管易于闭合，咯血减少，其刺激气管内膜作用减少，则咯血、咳嗽随之而止。

由于孔最穴一般主治急症，除治疗咯血外，对鼻出血、痔疮出血等症状也有作用。孔最穴的意思就是身体里所有跟孔有关的问题都归它来管理。上至鼻窍，下至肛门，都跟孔有关，所以孔最穴管的地方特别多。因为鼻孔由它来管，所以鼻出血时可刺激孔最穴来治疗。肛门处的痔疮它也管，因为它跟孔有关系，所以它也是治痔疮的一个要穴。此外，孔最可以调节孔窍，有的人发热出不了汗，这时刺激孔最穴就可以发汗。

此外，按揉孔最穴对于治疗急性咳嗽、急性咽喉痛也非常有效。笔者有一位朋友，过去感冒的时候总是咽喉痛，总是要吃一些消炎药才会好，自从笔者告诉他揉孔最穴可以治咽喉痛以后，每次感冒了咽喉痛他就揉孔最穴，只需要两三分钟，咽喉就不痛了。可见，孔最穴对治疗因感冒引起的咽喉痛有很好的疗效。

🦋 列缺穴，止头痛最好用

"列"，分解、裂开、陈列；"缺"，器破、缺口、空隙。古代称之为天上的裂缝：天门。穴为手太阴络穴，位于桡骨茎突上方，当肱桡肌腱与拇长展肌腱之间手按压有分裂缺口，又因手太阴经属肺，肺为藏之盖，居诸藏之上，至高无上曰天，脉气由此别裂而去，似天上之裂缝，故名列缺。又有解释说古称雷电之神为列缺，而闪电之形有似天庭破裂而名。

列缺穴在前臂桡侧缘，桡骨茎突上方，腕横纹上1.5寸，肱桡肌与拇长展肌腱之间。取穴时将两手虎口自然平直交叉，一手食指按在另一手桡骨茎突上，指尖下凹陷即是。

血管性头痛是指引起这类头痛的原因都来自于血管，故统称为血管源性头痛。血管源性头痛分为原发性和继发性两大类。因头部血管舒缩功能障碍引起的头痛，称为原发性血管性头痛；有明确的脑血管疾病（如脑卒中、颅内血肿、脑血管炎等）所致的头痛，称为继发性头痛。

原发性血管性头痛又称偏头痛，是一种功能性头痛。根据头痛的不同表现，又可将其分为典型偏头痛、普通型偏头痛、丛集性偏头痛、偏瘫型偏头痛和眼肌麻痹型偏头痛等5种主要类型。平时大家所说的血管性头痛就是指偏头痛，是门诊头痛患者中最多见的一种类型。

列缺穴是治疗头部、颈项部最常用穴位之一，常用于治疗偏正头痛、面神经麻痹、面神经痉挛、三叉神经痛、颈项痛等症。《四总穴歌》说："头项寻列缺"，就是取列缺穴能治疗各种头项部疾病，故而将其总结为"头项寻列缺"。

按摩列缺穴善治头、颈等部位的疾病。有时候，因为睡觉姿势不对，或者脖子露在外面吹风着凉了，早上起来，发现脖子僵硬、疼痛，非常难受，这就是落枕。这时，可以按摩列缺穴，不适感会迅速减轻。

我们小区有位王阿姨，今年 60 多岁了，睡觉时习惯枕得很高。有一次，因睡得太沉，枕头掉地上了浑然不知，醒后头颈就非常不适，严重影响了正常生活。后来，她知道我是学中医的，就找了我，我听说这一情况后，让她端坐在按摩椅上，在她的列缺穴上按摩几分钟后，其症状不仅有了明显改善，而且当天就不再影响正常生活。

当然，按摩列缺穴不仅对落枕有用，由于它在肺经上，所以还能治疗各种咳嗽、气喘、咽喉肿痛等。按摩列缺穴的手法主要是弹拨。所谓弹拨就是在穴位或其他部位做横向推搓揉动，使肌肉、筋腱来回移动，以有酸胀等感觉为佳。由于列缺穴位置有很多筋，弹拨这些筋时，力度要合适，以有明显的酸痛感为宜。

☞ **手太阴肺经其他常用穴位快速取穴**

穴位名	取 法	主 治
天府	臂内侧面，腋前纹头下3寸，肱二头肌桡侧缘凹陷处。当腋前纹头与肘横纹尺侧端连线上1/3折点的外方	支气管炎、哮喘、鼻出血、肩臂痛、胸痛、心悸、甲状腺肿大等
尺泽	肘横纹中，肱二头肌腱桡侧凹陷处	咳嗽、气喘、咯血、哮喘、潮热、胸部胀满、咽喉肿痛、吐泻、肘臂挛痛等
经渠	桡骨茎突与桡动脉之间凹陷中，腕掌侧横纹1寸处	咳嗽、气喘、胸痛、咽喉肿痛、手腕痛、气管炎、支气管、哮喘、肺炎、扁桃体炎、发热、胸痛、膈肌痉挛、食道痉挛、桡神经痛或麻痹
太渊	腕掌侧横纹桡侧，桡动脉的桡侧凹陷中	扁桃体炎、肺炎、咽喉肿痛、咳嗽、气喘、咯血、心动过速、胸痛、腕臂痛、掌心发热等
少商	手拇指末节桡侧，距指甲角0.1寸	咽喉肿痛、鼻衄、咳嗽、高热、盗汗、中暑、呕吐、烦心、鼻出血、扁桃体发炎、昏迷、癫狂、手指痉挛等

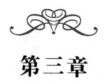

第三章

手厥阴心包经

手厥阴心包经对应的脏器是心包。所谓心包，就是包在心脏外面的一层薄膜，它虽然不在五脏六腑之列，却是人体一个非常重要的脏器。如果心包经有了异常，人体就会出现胸闷、心悸、眼睛昏花等症。在十二时辰中，心包经对应的是戌时（19点至21点），所以，对心包经的保养最好是在每天的19点至21点这个时段。

认识手厥阴心包经

　　手厥阴心包经是人体的十二经脉之一，归属手三阴经。所谓心包，中医认为它是心外面的一层薄膜，因为"心为五脏之大主"，好比一个国家的君主；心包包裹着心好像是君主的"内臣"，所以心包能够代心受过，替心受邪，即当有外邪侵犯人体时它要代替心去承受侵袭。

　　关于手厥阴心包经的经脉循行，《灵枢·经脉》中的记载是这样的："手厥阴心包之络，起于胸中，出属心包络，下膈，历络三焦；其支者，循胸出胁，下腋三寸，上抵腋，下循臑内，行太阴少阴之间，入肘中，下臂行两筋之间，入掌中，循中指出其端。"通俗地说，手厥阴心包经的循行是从胸中开始的，出属于心包络并从其发出，然后下行经过膈膜，依次联络上、中、下三焦；它的支脉，沿着胸部出走胁部，在腋下三寸处再上行到腋窝，再向下沿着上臂内侧，然后下行在手太阴经和手少阴经的中间，进入肘中，再向下沿着前臂两筋之间，进入掌中，沿着中指直达其尖端。关于手厥阴心包经的主要穴位，如图2所示。

　　手厥阴心包经共有天池、天泉、曲泽、郄门、间使、内关、大陵、劳宫、中冲9个穴位，其中除天池穴在前胸上部外，其余8个穴位均分布在上肢掌面。手厥阴心包经还有一支脉从掌中分出，沿无名指直达尖端，与手少阳经相连接。

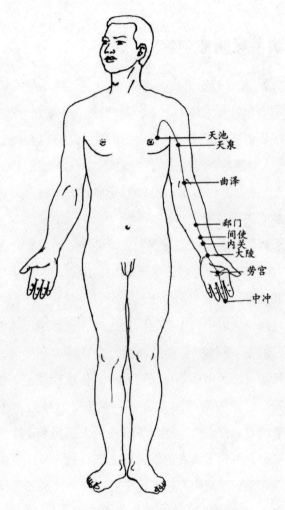

图2 手厥阴心包经主要穴位图

潜伏在手厥阴心包经上的疾病

如果将心脏比喻成一棵大树，那么心包就是这棵大树的根，如果根基深稳，则这棵大树就会枝繁叶茂；如果根基动摇，则这棵大树就呈现枝枯叶黄的病态。可见心包经的功能正常与否与心脏的盛衰有着直接的关系。因此，在日常生活中，养好心包经是我们维护心脏健康的根本。手厥阴心包经若是发生病变，其主要表现为手心发热，肘臂屈伸困难，腋下肿，胸胁胀闷，心痛，心烦，面红，目黄，嬉笑无常等症。

内关穴，内脏疾病不再如此难受

"内"，指胸膈之内，前臂内侧；"关"，指联络、关要。本穴属于手厥阴心包经，位于前臂内侧，为心主别络，通达联络表里二经，故名内关；又有人认为，"内"，指内脏；"关"，指关隘。内关穴为八脉交会穴，通于阴维，阴维为病在脏，擅治内脏疾患，所以叫作内关穴。

内关穴位于前臂掌侧，腕横纹上 2 寸，掌长肌腱与桡侧腕屈肌腱之间。比较简便的取穴方法是：将一手食指、中指和无名指三个手指并拢，把三个手指中的无名指放在另一手手腕横纹上，这时三个手指中的食指和手腕交叉点的中点就是内关穴。也可以攥一下拳头，攥完拳头之后，在内关穴处有两根筋，实际上内关穴就在两根筋的位置。取此穴位时患者应采用正坐或仰卧，仰掌的姿势。

内关穴为手厥阴心包经的"络"穴，为临床治疗心脏疾患最常用的腧穴，如心痛、心悸，心肌炎、心绞痛、心动不齐、心动过速等疾患。《灵枢·经脉》载："手心主之别，名曰内关，去腕二寸，出于两筋之间，循经以上，系于心包，络心系。实则心痛，虚则为头强。"意思是说内关是手厥阴心包经分出的络脉，它的循行从掌后腕上 2 寸处开始，由两筋之间走出，由此分出走到手少阳经，循本经上行，入系心包，联络心系。该络脉发生病证，邪气猖盛的就会心痛，正气虚衰的就会心中烦乱。

内关穴是八脉交会穴，通于阴维脉，阴维脉可用于治疗除心脏疾患之外的胸、胃疾病，如胸闷、胸痛、胃痛、呕吐、呃逆等症。不仅如此，内关穴还可治疗抑郁证等神志病，如失眠、偏头痛、癫痫、癔症等，还可醒神开窍，作为昏迷时的急救穴。因此，历代医家都把内关穴当成万能穴。因为，内关穴具有宁心安神、通络止痛的功效，是非常重要的穴位。

很多人都有过晕车的经历，晕车在医学上称晕动症，虽不属什么疑难杂症，发病时却非常令人难受。服用晕海宁之类的药物虽有非常好的预防作用，但是往往给人带来晕晕沉沉的感觉。尤其是单独一个人出门的时候，晕晕沉沉不但没办法保管好自己的财物，有时还有可能分不清方向。那该怎么办呢？这个时候内关穴就可以发挥作用了，感觉到要晕车的时候，用大拇指掐揉内关穴，掐揉时力量稍大些，以产生明显的酸胀感为度。如果经常晕车的话，最好在乘车前就有意识地去多掐揉一会儿。用力掐揉内关穴一般有点痛，如果是怕痛的朋友，也可以在乘车前切一片生姜，放在内关穴上，然后用胶布、丝带或手帕之类的东西固定好，也能起到很好的预防作用。

按压内关穴的方法有许多种，一般是以一手拇指指腹紧按另一前臂内侧的内关穴位，先向下按，再做按揉，两手交替进行。对心动过速者，手法由轻渐重，同时可配合震颤及轻揉；对心动过缓者，用强刺激手法。平时则可按住穴位，左右旋转各 10 次，然后紧压一分钟。

郄门穴，防治心绞痛有奇效

郄门穴位于小臂内侧正中腕横纹上 5 寸，腕横纹到肘横纹是 12 寸。一个比较简单的取穴方法是：取两处横纹连线的中点，再向手腕方向平移一指的距离，在此附近寻找压痛点，即为郄门穴。

关于郄门穴的治病作用，《黄帝内经》中并没有直接提到，但在《针灸甲乙经》中则有记载："心痛，衄哕呕血，惊恐畏人，神气不足，郄门主之。"意思是说，郄门穴可以治疗心痛、心悸、胸痛、咯血、呕吐、呕血、癫狂、惊恐、畏人、神气不足等病证。

郄门是手厥阴心包经的郄穴，在前面我们已经提到，郄穴是经气深聚的部位，在经络保健中具有特殊功效，专门用于治疗急性病。郄门穴就是心绞痛的救急穴，该穴可宣阳通痹、理气行血化瘀、宽胸利膈以通心脉之瘀阻，对于防治心绞痛疗效神奇。

当我们遇到心动过速、心绞痛等心胸疾患突然发作的患者时，就可以取患者左手郄门穴进行急救。这时按压这个穴会很痛。我们可用左手拇指按定该穴，右手握住患者左手向内侧转动45度再返回，以一分钟60次的速度重复该动作，一分钟左右，患者大多能缓解症状，为去医院救治赢得时间。

郄门穴也可以用做平时的自我检查，如果发现压痛，而这一段时间自己又比较累，就可以在劳宫穴压痛处轻揉，也可以用麝香壮骨膏贴敷在郄门穴上，并配合拇指点按中冲穴，以保持心情舒畅，遇事不怒，可有效预防心绞痛的发生。

郄门穴穴位较深，自己按摩时可用右手拇指用力按压此穴，同时左手腕做顺时针旋转。这时此穴就会有较为明显的感觉。有心动过速和心绞痛的患者应记住这个郄门穴，发病时它可用于急救。不过最好不要等到发病时才想起去按摩，那时你定是心有余而力不足了，应该在平日多揉一揉，可以防患于未然。

❦ 镇静安神就找劳宫穴

劳宫穴在手心，第二、三掌骨之间稍偏第三掌骨，握拳屈指时中指尖处。劳宫穴是手厥阴心包经的荥穴，所谓荥穴，《灵枢·九针十二原》上载："所溜为荥。"意为脉气至此渐大，犹如泉之已成小流。

《黄帝内经》上说，心包经的高热之气在此带动脾土中的水湿气化为气。该穴里的物质为中冲穴传来的高温干燥之气，行至此穴后，此高温之气传热于脾土，使脾土中的水湿亦随之气化，穴内的底部脾土未受其气血之生反而付出其湿，如人之劳作付出一般，故名劳宫穴。也有人认为，劳宫就是劳累了以后到宫殿里去休息。这虽跟原著不相干，但却也能说明它的用途。

劳宫穴一方面它是心包以及心经能量的吸收源发地，另一方面，它更是心包以及心经废物的最终排放地。所以此穴对心包以及心经可以起到虚可补、实可泻的作用。劳宫还是一个补养心脏的穴位，且补养的速度极快。自古以来劳宫穴就是治疗精神疾病的特效穴位。人之"心"的疲劳是精神上的一种抑郁状态，常导致失眠、神经衰弱等症状。所以如果每天觉得心里有点劳累了、有点慌乱了、有点紧张了，就揉揉劳宫穴，可以使忧虑、抑郁等得到舒张。当你用脑时间过长，感到疲劳时，不妨以右手的中指压左手的劳宫穴，或以左手中指压右手的劳宫穴。指压时，要闭上眼睛，指压数分钟后，即能精神清爽、倦怠顿消。

除指压外，也可以在两手间夹一个核桃或钢球之类的东西，使其在劳宫穴上旋转按摩，亦能很快缓解疲劳症状，并产生一种舒坦的感觉。只要每天能用心地对劳宫穴给予刺激，就能积极地对抗不可避免的由日常生活所致的紧张情绪。当参加面试或者是在其他重要的场合，有些人会感到紧张，手心出汗、心跳加快，这时你不妨按按左手的劳宫穴，它可使紧张的精神平静下来，帮你找回从容镇定的感觉。

☞ 手厥阴心包经其他常用穴位快速取穴

穴位名	取　法	主　治
曲泽	仰掌，微屈肘，在肘横纹上，肱二头肌腱的尺侧缘	心痛、急性胃肠炎、支气管炎、中暑、善惊、身热、烦心、口干、呕吐、胃痛、烦躁、臂肘痛等
间使	前臂掌侧，当曲泽与大陵的连线上，腕横纹上3寸，掌长肌腱与桡侧腕屈肌腱之间	感冒、咽炎、失音、心痛、胃痛、臂痛、心悸、干呕、烦躁、热病、癫痫、癔症等
大陵	腕掌横纹的中点处，当掌长肌腱与桡侧腕屈肌腱之间	腕痛、胃痛、心痛、胸胁痛、呕吐、咳喘、心悸、惊悸、癫狂、痫证、神经衰弱等

第四章

手少阴心经

手少阴心经是安心养神，调节心志的重要经脉。《黄帝内经》上说："心者，五脏六腑之大主也，悲哀忧愁则心动，心动则五脏六腑皆摇。"可见，确保心经的正常运行，对脏腑的保养具有相当重要的作用。

认识手少阴心经

手少阴心经，简称心经，它对称地分布于人体的上肢内侧。《灵枢·经脉》中称其为"心手少阴之脉"。关于手少阴心经的循行线路（见图3），《黄帝内经》认为，"起于心中，出属心系，下膈络小肠。其支者，从心系，上夹咽，系目系。其直者，复从

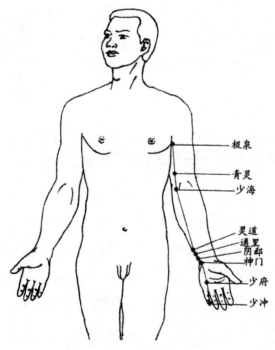

极泉

青灵
少海

灵道
通里
阴郄
神门

少府
少冲

图3 手少阴心经主要穴位图

心系，却上肺，下出腋下，下循臑内后廉，行太阴、心主之后，下肘内，循臂内后廉，抵掌后锐骨之端，入掌内后廉，循小指之内，出其端。"其意思就是说，手少阴心经从心中开始，出来后归属于"心系"（心与其他脏器相联系的部位），下过横膈，络于小肠。其分支从心系向上夹着食道连于目；其直行主干又从心系上肺，向下斜出于腋下，沿上肢内侧后缘，至肘中，沿前臂内侧后缘，到手掌后腕骨突起处进入掌内后缘，沿小指桡侧到达其末端。脉气由此与手太阳小肠经相连。

手少阴心经的首穴名为极泉，末穴名为少冲，其余穴位分别为：青灵、少海、灵道、通里、阴郄、神门、少府、少冲。该经和手厥阴心包经一样，除有一穴位于侧胸上部外，其余 8 穴均分布于上肢掌侧面的尺侧。如图 3 所示。

❦ 潜伏在手少阴心经上的疾病

手少阴心经对应的脏器是人体的心脏，心在中医上"主神"，"神"可以简单地理解为"神智"、"精神"。《黄帝内经》上说，手少阴心经若是异常，人的身体就会出现心胸烦闷、疼痛、咽干、口渴、眼睛发黄、胁痛、手臂阴面靠小指侧那条线疼痛或麻木、手心发热等病证。我们知道，心主神明，所以经常敲打心经不仅有安神的作用，对于维护心脏的健康也十分有利。

极泉穴，冠心病患者的福星

极泉穴在腋窝顶点，当上臂外展时，腋窝中部有动脉搏动处即是。按摩此穴有宽胸、宁神、养心的功效，是治疗冠心病的要穴，还可治疗中风后遗症、肺心病、颈椎病所致的上肢麻木等。

一般来说，因极泉穴位居腋窝针灸不便，中医很少会应用此穴进行针刺类的方法治疗，主要的操作方法都是弹拨穴位，也就是先用手指点按在穴位上，稍微加力至有酸胀等感觉为止，然后向旁边拨动，拨动时手指的力度不减。那么，如何衡量是否弹拨到了极泉穴呢？当我们弹拨极泉穴的时候，出现无名指和小指发麻的情况，就是弹拨正确了。

由于"极泉"穴是宗气汇聚之处。尤其是当冠心病患者心绞痛发作时，对极泉穴进行弹拨有很好的疗效，弹拨时，常采用让患者平卧，在舌下含化硝酸甘油片的做法。点弹时先用右手握住患者左手背，使其臂稍外展，可在腋下见到暴露的"极泉"穴。然后，用左手食指尖轻轻点弹此处，点弹 1~2 分钟后，再用同样方法，换用右手食指尖点弹 1~2 分钟。一般 3~5 分钟心绞痛的危重症状便可消失。

此外，弹拨极泉穴还能够迅速改善因气血不畅引起的心悸、胸闷、气短、呼吸困难、失眠、神经衰弱以及心脑疾病。到了夏

季，暑热之邪容易耗心气、伤心阴，心脏不好的老人就会常常感
到心慌、气短、胸闷等不适，这时坚持自我按摩极泉穴还可治疗
和改善此症。其具体方法是：将左右臂交叉于胸前，左手按右腋
窝，右手按左腋窝，运用腕力带动手指，有节律地捏拿腋下肌肉
15 次；再反复揉压 15 次，直至出现酸、麻、热的感觉。早晚各 1
次，每次 3 ~ 5 分钟。手法要轻柔，切忌用力过猛。

通里穴，治疗失语症的常用穴

"通"，指通道，又有达的意思；"里"，有邑的含义，意指家
乡。通里穴为手少阴经之络穴，自此别出，通经上行还入心中，
有如返还乡里之象，故名通里。

通里穴在腕掌横纹尺侧端向上 1 寸处，取穴须仰掌，在前臂
掌侧，当尺侧腕屈肌腱的桡侧缘，腕横纹上 1 寸。通里穴是临床
治疗失语症的常用穴之一，用于治疗心痛、心慌、头痛等神志方
面疾病。

失语症是指由于神经中枢病损导致抽象信号思维障碍，而丧
失口语、文字的表达和领悟能力的临床症候群。它是脑血管病的
一个常见症状，主要表现为对语言的理解、表达能力丧失，是由
于大脑皮层（优势半球）的语言中枢损伤所引起的。

失语症属中医"暗"、"暴暗"等名，后世医家又称为"音

暗"、"失音"、"声不出"等。究其病因不外乎外感和内伤。外感多由风寒、风热之邪毒，客于咽喉，阻遏肺气，气机不利，以致喉部气血瘀滞，络脉阻滞，声户开合不利而为病。除此以外，通里穴还可用于治疗咽喉肿痛，舌体僵直，腕关节疼痛以及小儿遗尿症等症。

🔯 按揉神门穴，让你远离失眠

《黄帝内经》："心藏神。"《道藏》："玉房之中神门户。"玉房有心的意思，本穴为本经主要穴位。"神"，神明之谓；"门"，出入之口。"心者，君主之官，神明出焉"。心藏神，穴为神气出入之门，故名神门。

神门穴位于手腕内侧（掌心一侧），小指延伸至手腕关节与手掌相连的一侧，神门穴是手少阴心经的原穴，所谓原穴是指脏腑原气经过和留止的部位。人体的十二经脉各有一原穴，故又名十二原。实际上，神门为心经的原穴是在《难经》中被提出来的，在《灵枢》中起先只提出了 11 个原穴，并指出了各原穴的位置，但其中心经的原穴——神门却不在其中。

神门穴是按摩养生经常取用的穴位之一。对于心慌、心悸以及失眠都有很好的保健作用。每天坚持按揉此穴能补心气、养心血，对于心血不足引起的情绪不良有很好的安神定志作用。当你情绪波动很大，或是失眠多梦的时候，都可以用手指按揉此穴，力量不需要太大，也不必追求酸胀感。

失眠是指自诉睡眠的发生或维持出现障碍，睡眠的质和量不能满足生理需要，加之心理的影响，致使白天产生瞌睡和一系列神经症状。它是最常见的临床症状之一，女性和老年人尤为多见。

中医称失眠为"不寐"、"不得眠"、"不得卧"、"目不瞑"，又称不眠证。失眠的病因病机以七情内伤为主要病因，其涉及的脏腑不外心、脾、肝、胆、肾，其病机总属营卫失和，阴阳失调为病之本，或阴虚不能纳阳，或阳盛不得入阴。正如《灵枢·大惑论》所云："卫气不得入于阴，常留于阳。留于阳则阳气满，阳气满则阳跷盛；不得入于阴则阴气虚，故目不瞑矣。"长期失眠会影响脑功能，特别是前额叶功能的正常运转，如记忆功能、注意力、言语能力、计划能力等，也会影响到情绪。

神门穴是手少阴心经输穴、原穴，主要治疗神志病，如失眠、记忆力减退、老年痴呆症、精神狂躁症、精神分裂症、癔症、小儿惊风等症。神门穴不仅可以治疗失眠症，而且可以治疗嗜睡症，具有双向调节的作用。

此外，值得我们重视的是，按摩或用艾灸神门穴还可提神醒脑。当脑力疲劳时，一手屈曲张掌，掌心向上，在胸前处；另一手四指由前臂外侧托在下方，拇指指端放在神门穴处，用指端甲缘按掐，一掐一松，连做 14 次。之后，一手屈曲张掌，掌心向上，在胸前处；另一手拇指指端放在神门穴处，其余四指并拢，按托在手腕背面，用拇指指端推擦，连做几次，便可以缓解疲乏，振奋精神。

第五章

手阳明大肠经

手阳明大肠经对应的脏器是大肠，在十二时辰中，它对应卯时（早上5点至7点）。中医认为，大肠经发生异常时，会有牙痛、鼻塞、口干渴、咽喉肿等症状出现。所以，在卯时对大肠经进行按摩可以医治肠、胃等腹部疾病，具有疏风消肿之功效。

🦋 认识手阳明大肠经

手阳明大肠经是人体的手三阳经之一，该经起自手太阴肺经的少商穴。其支者络入食指内侧端之商阳穴，与手太阴肺经是互为表里的一对经脉，有着非常密切的关系。

关于手阳明大肠经的循行线路，《灵枢·经脉》中亦有详细的记载："大肠手阳明之脉，起于大指次指之端，循指上廉，出合谷两骨之间，上入两筋之中，循臂上廉，入肘外廉，上臑外前廉，上肩，出髃骨之前廉，上出于柱骨之会上，下入缺盆，络肺，下膈，属大肠；其支者，从缺盆上颈贯颊，入下齿中，还出夹口，交人中，左之右，右之左，上夹鼻孔。"通俗地讲，就是说手阳明大肠经起自食指桡侧端，沿食指桡侧上行，出于第一、二掌骨之间，进入两筋（拇指长、短伸肌腱）之中，沿前臂桡侧进入肘外侧，再沿上臂前外侧上行，至肩部向后与督脉在大椎穴处相交，然后向下进入锁骨上窝，联络肺脏，通过膈肌，入属大肠。其主要穴位如图4所示。

十二经脉中每一条经脉都有直脉和支脉，手阳明大肠经也不例外。该经的支脉是从锁骨上窝走向颈部，通过面颊，进入下齿槽，回过来沿口唇两旁，在人中处左右交叉，上夹鼻孔两旁。脉气由此与足阳明胃经相接。

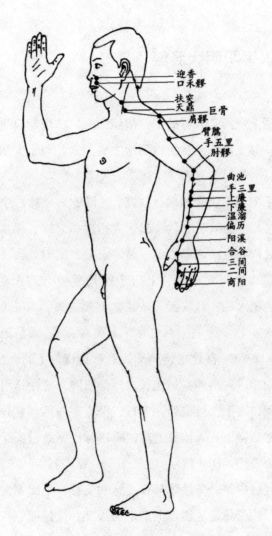

图4 手阳明大肠经主要穴位图

大肠经共有 20 穴。其中，15 穴分布在上肢背面的桡侧，5 穴在颈、面部。首穴商阳，末穴迎香。从食指的商阳穴起，经二间、三间、合谷、阳溪、偏历、温溜、下廉、上廉、手三里、曲池、肘髎、手五里、臂臑、肩髃、巨骨、天鼎、扶突、口禾髎，至迎香穴止。其中合谷、曲池、手三里、迎香是该经上重要的穴位。

潜伏在手阳明大肠经上的疾病

从手阳明大肠经的循行路线我们可以看出，与该经关系密切的内脏有肺和大肠，头部器官有下齿和鼻子。该经若发生病变，主要表现为牙痛、喉咙肿痛、颈部肿痛、流鼻血、口渴、鼻塞、自肩前到上臂间疼痛、食指疼痛等病证。

中医有"循行所过，主治所及"之说，其意思就是说经脉从哪儿过就能治哪儿的病。《黄帝内经》上也说："阳明经多气多血。"气血是维持生命活动的基础，手阳明大肠经的气血通畅，与其络属的肠胃的消化吸收功能的好坏有关。因此，疏通手阳明大肠经的气血可以预防和治疗眼、耳、口、齿、鼻、咽喉等器官病证，以及腹部疾病、热病和本经脉所经过部位的病证。例如，头痛、牙痛、咽喉肿痛、各种鼻病、泄泻、便秘、痢疾、腹痛、上肢屈侧外缘疼痛等。

🦋 牙痛了，按一按合谷穴

合谷又称虎口，位于手背第一、二掌骨间，在第二掌骨桡侧的中点处。以一手的拇指指骨关节横纹，放在另一手拇、食指之间的指蹼缘上，当拇指尖下便是此穴。《黄帝内经》上说，合谷之名意指大肠经气血汇聚于此并形成强盛的水湿气场。即合谷穴是三间穴层次横向传来的水湿云气，行至本穴后，由于本穴位处手背第一、二掌骨之间，肌肉间隙较大，因而三间穴传来的气血在本穴处汇聚，汇聚之气形成强大的水湿云气场，故名合谷。

按摩合谷穴可以使合谷穴所属的大肠经脉循行之处组织和器官的疾病得以缓解或消除。古人有"面口合谷收"之说，意为凡是颜面上的病，像齿痛、头痛、发热、口干、鼻衄、颈部痛、咽喉痛，以及其他五官疾病按摩刺激合谷穴，都有疗效。

齿痛是一种临床常见的症状，它不仅与头面部感觉神经的生理有关，还与情感、疼痛行为、认知及心理因素相关。牙痛的成因复杂，西医认为大多由牙龈炎和牙周炎、牙周脓肿、龋齿（蛀牙）或折裂牙而导致牙髓（牙神经）感染，或牙体过敏、干槽症、颌骨肿瘤、三叉神经痛等均可引起牙痛。西医多采用镇痛、消炎、填补龋洞或在局麻下用牙砧磨开牙髓腔做牙髓治疗治疗。中医认为牙痛多因平素口腔不洁或过食膏粱厚味、胃腑积热、胃火上冲，或风火邪毒侵犯、伤及牙齿，或肾阴亏损、虚火上炎、灼烁牙龈等引起。

合谷是镇痛最有效、最常用的穴位，一直为历代医家所推崇，临床医生除用合谷治疗牙痛、子宫收缩痛之外，还多用其治疗头痛、三叉神经痛、腹痛、手臂疼痛等一切实证疼痛。

曲池穴，治疗皮肤病的首选穴

曲池穴的"曲"字，弯曲的意思，"池"，水池的意思。曲池穴是人体12经脉中手阳明大肠经的合穴，脉气流注此穴时，似水注入池中；又因为取这个穴位时，肘关节要屈曲，肘横纹头处有凹陷，形似浅池，故名曲池。《会元针灸学》说："曲池者，曲者曲肘之处也，池者阳经有阴气所聚，阴阳通化，治气亦能养阴，故名曲池。"

曲池穴位于肘横纹外侧端，屈肘，当尺泽与肱骨外上髁连线中点。取该穴位时患者宜采用正坐，侧腕的取穴姿势。曲池穴是治疗皮肤病的首选穴，临床常用于荨麻疹、水痘、湿疹、带状疱疹、疥疮、银屑病，各种皮肤脓肿、睑腺炎、网状淋巴管急性炎、淋巴结结核、慢性淋巴结炎等症。曲池穴有疏风散热的作用，此穴放血有疏泄眼部火毒，清热凉血之功。耳尖穴为治疗目赤肿痛的经验穴，配合使用疗效更为显著。

曲池穴是手阳明大肠经上的重要输穴之一。《灵枢·九针十二原》上说："所注为俞。"也就是说，经脉在流注方面好像水流汇集输注到更大的水渠一样。人体十二经脉各有一个输穴，又称"十二输穴"。

曲池穴也可用于治疗一些热性病证，如高热、惊厥、癫狂、高血压、乳腺炎等症。由于曲池穴有降低血压的作用，故临床应用时，低血压患者慎用，或在医生指导下使用。有高血压的老年人每天点揉此穴对控制血压很有帮助。日本就有"老年时灸曲池，促耳聪目明，预防中风"的习俗。血压异常者进行曲池穴针灸后，可明显提高每分钟心搏出量，平均收缩压，同时明显降低总外周阻力，能有效地改善临床症状。

实际上，治疗高血压这类疾病并非要把你的血压降到正常值以内，关键是怎么让它保持在一个比较稳定的范围内。这样我们的身体就能适应这个范围，然后身体就能重新达到平衡。所以在这种情况下按揉穴位就特别需要坚持，虽然用不了多长时间就能够见效，但是"见好就收"还是不行的。因此，当血压降至正常范围后，还需继续进行巩固治疗。

曲池穴还可治疗肘、膝关节病变，如肱骨外上髁炎、膝关节炎、关节肿痛等症。按摩曲池穴，对治疗臂肘疼痛也非常见效。在生活中，如果偶尔进行剧烈的手部运动，或是手部用力过度时，手臂就会出现酸痛沉重的感觉，严重时拿筷子吃饭都会打哆嗦，或是连写字也使不上劲。遇到这种情况，就可以请家人帮忙揉曲池穴，边揉边屈伸肘关节，要不了多久胳膊的酸痛沉重之感就会减退，效果十分明显。

鼻部有疾患，迎香来帮忙

迎香穴位于鼻翼外缘中点旁，鼻唇沟中间。迎香穴是手阳明大肠经上最后一个穴位，《灵枢·经脉》篇上载："其支者，从缺盆上颈贯颊，入下齿中，还出夹口，交人中，左之右、右之左，上夹鼻孔。"可见，手阳明大肠经行至迎香穴时即交于足阳明胃经。

迎香穴是主治鼻部疾患的要穴，如鼻炎、鼻塞、流鼻血、鼻窦炎等，尤其是对于治疗鼻塞有特效。在《针灸歌赋》中就有"不闻香臭从何治，迎香二穴可堪攻，先补后泻分明效，一针未出气先通"之说。从这四句歌诀中我们就可以看出，古人给它起这个名字大概就是因为鼻子不通时不闻香臭，什么味都闻不出来，结果按了它以后发现能闻见香味了，所以就叫它"迎香"。所以如果鼻子有毛病，像遇到感冒引起的鼻塞、流涕，或者过敏性鼻炎等引起的鼻腔闭塞，以致不闻香臭时，取迎香穴进行按摩具有最直接的效果。按摩时，可用左右两手的食指指腹稍稍用力地压住鼻翼两侧的迎香穴。持续压10秒左右，大体上就可以使鼻子通畅。如仍未见效时，可指压印堂穴。但是对印堂穴，仅按是没有用的，要用中指的指肚按在印堂穴上，稍微用力按压，然后慢慢地向上推。如此几次反复刺激，鼻塞就可以消失。

冬春是感冒的易发季节，感冒后常会引起鼻塞，不但呼吸困难，而且妨碍学习、工作，又会造成失眠，可说是有百害无一利。如果你能从入冬开始到初夏这段时间，坚持每天按摩迎香穴5~10分钟，就可以大大减少患感冒的概率。当然，如果你把这个按摩动作当成一个好习惯长年坚持，不仅感冒会减少，而且鼻子也能通畅，身体自然也就健康了。

☞ **手阳明大肠经其他常用穴位快速取穴**

穴位名	取　法	主　治
二间	微握拳，手示（食）指本节（第2掌指关节）前桡侧凹陷处，当赤白肉际	目痛、牙痛、口干、咽炎、咽痛、鼻出血、身热、肩痛等
肩髃	臂外侧，三角肌上，臂外展，或向前平伸时，当肩峰前下方向凹陷处	肩臂疼痛、手臂挛急、上肢不遂、目疾等
扶突	颈外侧部，结喉旁约3寸，当胸锁乳突肌的前、后缘之间	咳嗽、气喘、咽痛、低血压、膈肌痉挛等

第六章

手少阳三焦经

手少阳三焦经，内属三焦。它是上、中、下三焦的合称，为六腑之一。在《素问·五藏别论》中称三焦为传化之府，具有运化水谷的功能。在十二时辰中，三焦经对应的是亥时（21点至23点）。

🎏 认识手少阳三焦经

手少阳三焦经内属三焦，主要分布在上肢外侧中间，还有肩部和头侧部。手少阳三焦经起自无名指尺侧端，上出于四、五两指之间，沿手背至腕部，向上经尺桡两骨之间通过肘尖部，沿上臂后到肩部，在大椎穴处与督脉相会；又从足少阳胆经后，前行进入锁骨上窝，分布在两乳之间，脉气散布联络心包，向下贯穿膈肌，统属于上、中、下三焦。其分支从两乳之间处分出，向上浅出于锁骨上窝，经颈至耳后，上行出耳上角，然后屈曲向下至面颊及眼眶下部。另一支脉从耳后进入耳中，出行至耳前，在面颊部与前条支脉相交，到达外眼角。脉气由此与足少阳胆经相接。其主要穴位如图5所示。

三焦经的主要穴位起自无名指的关冲穴，至眼外角的丝竹空穴止，共有23个。其中阳池、外关、支沟、肩髎、翳风、丝竹空等，是该经的重要穴位。

🎏 潜伏在手少阳三焦经上的疾病

在现代医学中并无三焦这个名词。中医学则认为三焦是"司掌后天元气之源"。其主要穴位如图5所示。肾是人"先天之气"

的发源地，而三焦乃是人出生后，将经由食物而获得的"后天之气"吸收体内，并让其循环内脏的机能。三焦是由上焦、中焦、下焦所组成的。上焦由脖子根部开始，直通心窝处，包含主要的呼吸系统和循环系统；中焦由心窝开始，至肚脐为止，包含消化系统；下焦由肚脐至耻骨终止，包含泌尿排泄系统。保持胸部及腹部的机能运转正常是三焦经的主要任务。当三焦经发生异常时，身体会出现重听、眼角痛，或下巴、手臂疼痛等症状。

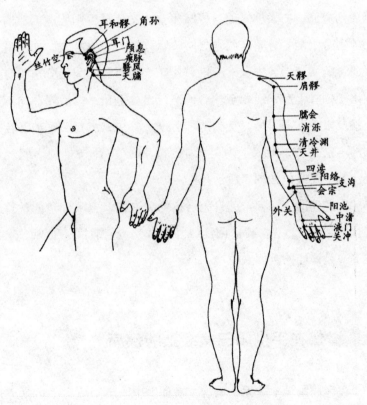

图5　手少阳三焦经主要穴位图

经常按揉阳池穴，从此手脚不再冷

阳池穴的位置正好在手背间骨的集合部位。寻找的方法是，先将手背往上翘，在手腕上会出现几道皱褶，在靠近手背那一侧的皱褶上按压，在中心处会找到一个压痛点，这个点就是阳池穴的所在。

阳池穴是三焦经上的主要穴位，三焦经专司上焦、中焦、下焦这三组人身上的发热系统，其中上焦掌管心脏和肺的呼吸功能，中焦主管消化器官，下焦主管泌尿器官。

对三焦经失调可发挥神奇力量的就是阳池穴。何谓阳池？"阳"是指天上阳气；"池"是指囤物的器皿。阳池这个名字就意味着囤聚太阳的热量。刺激这个穴位可以恢复三焦经的功能，将热能传达到全身。

每到冬季，许多人虽然穿了厚厚的衣服，但仍然感到手脚冰凉。中医认为，手脚冰凉是一种"闭证"，所谓"闭"即是不通，受到天气转凉或身体受凉等因素的影响，致使肝脉受寒，肝脏的造血功能受到影响，导致肾脏阳气不足，肢体冷凉，手脚发红或发白，甚至出现疼痛的感觉。在有手脚发凉症状的人群中，女性占绝大多数。这是激素变化通过影响神经系统导致皮下血管收缩和血液流量减少，从而引发的寒证。

在生活中，相信许多人都有这样的体会，做完运动或吃完饭后，体温就会升高，这是为什么呢？这是因为上焦和中焦发挥了功能，而排完尿后就会情不自禁打起轻微的哆嗦，这是下焦放出热量的缘故，按一下阳池穴就能起到很好的疗效。

刺激阳池穴，要慢慢地进行，时间要长，力度要缓。最好是两手齐用，先以一只手的中指按压另一只手的阳池穴，再换过来用另一只手的中指按压这只手上的阳池穴。这种姿势可以自然地使力量由中指传到阳池穴内，还用不着别人帮忙。手脚发冷的女性，一般只要坚持刺激阳池穴，便可不为冬天的来临而发愁。因为患惧冷症而无法入睡的人，睡觉前只要以此穴为中心，互相搓揉手背就可以。在手背摩擦生热的同时，阳池穴就会得到充分的刺激，然后立刻盖上棉被，身体很快就会暖和起来。

支沟穴，便秘患者的福音

支沟穴在人体的前臂背侧，阳池穴与肘尖穴的连线上，靠近腕横纹上 3 寸的地方就是支沟穴。支沟穴在五行属性为火穴，有清利三焦，通气降逆，舒筋活血之功效。用针刺支沟穴有激发五脏六腑之火的功能。它是手少阳三焦经上的一个重要穴位。"支"，是指树枝的分叉；"沟"，是指沟渠。支沟之名意指三焦经气血在此吸热扩散。

关于支沟穴所能主治的病症，《十四经要穴主治歌》中有如下记载："支沟中恶卒心痛，大便不通胁肋疼。能泻三焦相火盛，兼治血脱晕迷生。"其意思是说，支沟穴可主治中邪、恶邪气后突发的心悸、胸痹、便秘、胁肋痛、泻三焦火以及主治大出血造成的昏迷之症。

可见，对支沟穴进行有效的按摩是医治便秘的重要手段。患过便秘的人可能都知道，那种想排的时候排不出，或是排后仍有残余感的滋味确实很难受。便秘虽然看似是一个小毛病，但它给人们的生活带来了不少烦恼。长期的便秘，会因体内产生的有害物质不能及时排出，被吸收入血而引起腹胀、食欲减退、口内有异味、易怒等现象，除会使身体发胖、皮肤老化外，还会引起贫血、肛裂、痔疮、直肠溃疡，增加直肠癌的发病率。因此，保持大便通畅是十分必要的。而支沟穴是治疗便秘的特效穴位，各型便秘均可使用。按摩时，以一侧拇指指腹按住支沟穴，轻轻揉动，以出现酸胀感为宜，每侧 1 分钟，共 2 分钟。这一方法，对治疗便秘颇为有效。所以当你为便秘所苦时，只需要用手指多掐另一只手的支沟穴，排便自会顺畅。

支沟穴除了主治便秘外，还可以调节情志。如有的人心里不舒服，或头昏脑涨，都可以多揉揉支沟穴。对于风寒引起的头痛、偏头痛，女性月经不调、更年期综合征等，揉揉支沟穴也可以收到很好的效果。

肩膀疼痛，揉揉肩髎穴

肩髎穴位于肩部，具体位置在肩关节的后方，当胳膊向外展开时，在肩部前后各有一个"小窝"，后面那个小窝的位置就是肩髎穴。肩髎穴是手少阳三焦经上一个重要的穴位。肩髎之名，意指三焦经的经气在此化雨冷降归于地部。《黄帝内经》认为，本穴物质为臑会穴传来的天部阳气，至本穴后因散热吸湿而化为寒湿的水湿云气，水湿云气冷降后归于地部，冷降的雨滴如从孔隙中漏落一般，故名肩髎。

肩髎穴主要用来治疗肩痛、肩周炎、胁肋疼痛等病证，《针灸甲乙经》上说："肩重不举，臂痛，肩髎主之。"可见，该穴用于治疗肩病的历史已是相当悠久了。从人的生理结构来看，肩关节是人体关节中活动范围最大的关节。当肩关节发生病变时，可出现臂重不能上举、肩膀疼痛等表现。引起肩膀疼痛的主要原因是多方面的，有的是随着年龄的增长而发生退行性改变，加之肩关节在生活中活动比较频繁，故而发生慢性劳损造成肩膀疼痛不能上举；有的是因为局部受凉，长期低头伏案工作，或长期从事电脑操作，坐姿不正确等造成的，因长期保持某一种姿势，使肌肉一直处于紧张状态，所以很容易引起肩膀疼痛。

肩髎穴是治疗肩痛的要穴，对于臂部经常从事重力活动的人，每天只要花5分钟对肩髎穴进行自我按摩，便可以有效预防和治疗肩膀疼痛。按摩时双手一定要交替进行，因为即使只有一侧患病，这样交替进行的同时也是对肩关节功能活动的一个锻炼。

第七章

手太阳小肠经

手太阳小肠经，与脏腑中的小肠对应。在人体结构中，小肠是食物消化吸收的主要场所，它上连胃幽门，下接盲肠，具有泌别清浊的功能。在十二时辰中，它对应未时（13点至15点）。对小肠经的保养，可采用拍打法或刺激法，使气血保持通畅，可减少耳部、眼部、肩部的疾患。

❦ 认识手太阳小肠经

手太阳小肠经是手三阳经中最后一条经脉，它与手少阴心经相表里，故在临床上经常用泻小肠来去心火。小肠经的循行和大肠经比较相似，只是位置上要比大肠经靠后。《灵枢·经脉》篇中对其循行的描述是这样的："小肠手太阳之脉，起于小指之端，循手外侧上腕，出踝中，直上循臂骨下廉，出肘内侧两骨之间，上循臑外后廉，出肩解，绕肩胛，交肩上，入缺盆，络心，循咽下膈，抵胃，属小肠。其支者：从缺盆循颈，上颊，至目锐眦，却入耳中。其支者：别颊上，抵鼻，至目内眦（斜络于颧）。"通俗地讲就是：手太阳小肠经起自手小指尺侧端，沿手掌尺侧缘上行，出尺骨茎突，沿前臂后边尺侧直上，从尺骨鹰嘴和肱骨内上髁之间向上，沿上臂后内侧出行到肩关节后，绕肩胛，在大椎穴处（后颈部椎骨隆起处）与督脉相会。又向前进入锁骨上窝，深入体腔，络心脏，沿食道下行，穿膈肌，到胃部，入属小肠。其分支从锁骨上窝颈上面颊到外眼角，又折回进入耳中。另一支脉从面颊部分出，经眶下达鼻根部的内眼角，然后斜行到颧部。脉气由此与足太阳膀胱经相接。其主要穴位如图6所示。

手太阳小肠经的循行穴位共19个，它们分别是少泽、前谷、后溪、腕骨、阳谷、养老、支正、小海、肩贞、臑俞、天宗、秉

风、曲垣、肩外俞、肩中俞、天窗、天容、颧髎、听宫。其中少
泽、后溪、养老、支正、天窗、听宫是比较重要的穴位。

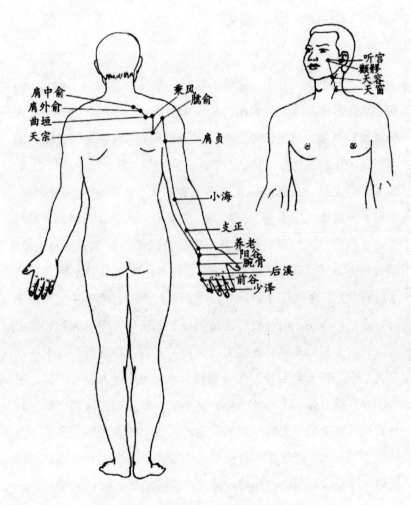

图 6　手太阳小肠经主要穴位图

潜伏在手太阳小肠经上的疾病

在生活中我们要经常拍打或刺激小肠经，使小肠经的气血保持通畅。小肠经的气血一旦通畅，血液就可以畅行双臂，并且源源不断地流经耳朵、眼睛，这样不但可以预防肩膀酸痛，也会经常保持耳聪目明的状态。小肠经一旦出了问题，就会出现耳聋、目黄、口疮、咽痛、下颌和颈部肿痛以及沿经脉所过的手臂疼痛，严重者会有心烦胸闷，腰背痛，颈、后脑、太阳穴至耳疼痛，耳鸣，听力减退等症状。因此，小肠经对人体来说是很重要的。

后溪穴，急性腰扭伤的克星

双手握成拳，在第5掌指关节后横纹的尽头就是后溪穴。关于后溪穴，最早提到该穴名是在《灵枢·本输》篇中。养生保健时，一般在后溪穴上按揉几分钟就可振奋全身的阳气，身体就会像熊熊燃烧的火炉一样，暖彻心扉。

急性腰扭伤是腰部肌肉、筋膜、韧带等软组织因外力作用突然受到过度牵拉而引起的急性撕裂伤，常发生于搬抬重物、腰部肌肉强力收缩时。急性腰扭伤可使腰骶部肌肉的附着点、骨膜、筋膜和韧带等组织撕裂。可发生于任何年龄，以青壮年为多见。

后溪穴为手太阳小肠经之输穴，手太阳与足太阳为同名经，两经脉气相通，"输之体重节痛"；后溪穴又为八脉交会穴之一，通于督脉。急性腰扭伤时，多为督脉及膀胱经气受损，"痛则不通，通则不痛"，针刺后溪穴能使气知病所，行气血而通经络，使受伤组织功能恢复正常，即"经脉所过，主治所及"。

后溪穴是治疗急性腰扭伤最常用、最有效的穴位之一，可舒筋利窍，疏通腰背部、头颈部、手指及肘臂部的经气，除了用于治疗急性腰扭伤，还可用于治疗肩臂疼痛、头颈痛、落枕等症。

如果你是经常坐在电脑面前的"电脑族"，那么你肯定是经常保持一只手不离鼠标，一只手置于键盘上的姿势。一天工作下来，人就会觉得十分疲劳，甚至有点麻木僵硬之感。实际上，我们人体的精神，很多时候并不是被脑力劳动所消耗掉的，而是被错误的姿势消耗掉的。所以，这个时候你不妨灵活一点，把手解放出来，将双手后溪穴的这个部位放在桌子边沿上，用腕关节带动双手，轻松地来回滚动，就能起到很好的刺激作用。在滚动当中，后溪穴处会有一种轻微的酸痛。这个动作不需要有意识地去做，每天只需要 3 ~ 5 分钟，做一下简单的刺激就行。如果能每天坚持这样做下去，你就会发现自己的腰椎、颈椎都能够轻松地挺直了，腰不会酸，颈部不会痛，眼睛的疲劳在很大程度上也可得到缓解。

总之，后溪穴是一个非常有用的穴位，人们可以忙里偷闲，经常按揉后溪穴。这是一项不需要花费太多时间和精力的养生方式，只要你能够把它随时随地融入自己的生活和工作中，就可以收获一份健康。比如在开会时、看电视时，也可以有意识地抽空揉一下后溪穴，这样对于维护自身的健康是大有好处的。

腰扭伤不要急，揉揉养老穴就解决

养老穴位于前臂背面尺侧，当尺骨小头近端桡侧凹陷中。养老穴为历代医家治疗颈项强痛之要穴，它是手太阳小肠经的郄穴，主急性疼痛之症。《素问·厥论》载："手太阳厥逆，耳聋泣出，项不可以顾，腰不可以俛仰，治主病者。"《类经图翼》也说："疗腰重痛不可转侧，起坐艰难，及筋挛脚痹不可屈伸。"其中以急性腰扭伤的疗效最为显著。

急性腰扭伤多由负重或劳动时腰部姿势不正，过度前屈、后伸、扭转或弯曲，使腰部的肌肉肌腱韧带等受到剧烈的扭转牵拉而猝然受伤，疼痛难忍，活动受限。这时如果能揉揉养老穴，疼痛很快就能缓解。

当然，养老穴除了可以用来治疗急性疼痛之症外，还是一个预防衰老的穴位。有的女性常为脸上的色斑、皱纹烦恼，不妨常按养老穴，很利于脸部的血液循环，可有效改善肤质。按摩养老穴能够很好地改善身体的微循环，对有些老年病，像高血压、阿尔茨海默病年痴呆、头昏眼花、耳聋、腰酸腿痛等都有作用。要知道，老年人翻身起坐一般都比较费力，揉一揉养老穴也能管用；有的老年人头昏眼花，别的穴位也找不着，天天揉一揉养老穴，既方便又有效。

《灵枢·经脉》篇上说，手太阳小肠经主"液"所生病，所以刺激养老穴还可以缓解消渴患者视物模糊，多饮多尿，手足麻木等病证。因为糖尿病患者的小肠功能是紊乱的，故揉养老穴能调理小肠功能。揉养老穴的时候要贴着骨头揉才有感觉，功效才能出来。

常揉天宗穴，预防"颈肩综合征"

天宗穴的位置在肩胛骨的中线上中点处，点按时感觉非常明显。取穴的时候应使上半身保持直立，左手搭上右肩，手掌贴在右肩膀二分之一处。手指自然垂直，中指指尖所碰触之处就是天宗穴。

天宗穴是手太阳小肠经在肩背部的经穴。《针灸甲乙经》上说，天宗所处的位置是："在秉风后大骨下陷者中。"关于天宗之名，《黄帝内经》指出，"天"，是指穴内气血运行的部位为天部也；"宗"，有祖庙，宗仰、朝见之意。该穴名意指小肠经气血由此气化上行于天。本穴物质为臑俞穴传来的冷降地部经水，至本穴后经水复又气化上行天部，如向天部朝见之状，故而得名。

天宗穴是临床上的常用穴，单用或配合其他穴位应用均可。尤其是在进行肩背部软组织损伤的治疗和保健中，天宗穴可以说是必用的穴位。点、按、揉此穴会产生强烈的酸胀感，可以放松整个肩部的肌肉。

在现代上班族中，许多人都是从事电脑操作或长时间的伏案工作，长此以往，许多人都会觉得整个身体发困，颈肩部僵硬、发紧，也就是经常被人提起的"颈肩综合征"。刚开始的时候，这种症状不是很明显，站起身来活动一下，很快就能恢复如常。但随着时间增加，症状就会日渐加重，先是后背痛，继而脖子也不能转侧，手还会发麻。当出现这种情况时，就要天天敲小肠经了，敲的时候要加上一分钟的扩胸运动，再加按一分钟的天宗穴，对于消除肩胛部的疼痛会有意想不到的效果。

☞ 手太阳小肠经其他常用穴位快速取穴

穴位名	取 法	主 治
少泽	微握拳，掌心向下，伸小指，在小指尺侧，距指甲角0.1寸处	头痛、热病、中风昏迷、乳少、乳痈、咽痛、耳鸣耳聋、肩臂外后侧痛等
肩贞	肩关节后下方，臂内收时，腋后纹头上1寸	头痛、耳鸣、耳聋、肩臂疼痛、肩关节周围炎、风湿痛等

穴位名	取　法	主　治
肩外俞	背部，当第 1 胸椎棘突下旁开 3 寸	神经衰弱、肩背酸痛、颈项强痛、上肢冷痛等
肩中俞	背部，当第 7 颈椎突下旁开 2 寸	哮喘、支气管炎、恶寒发热、咳嗽、视物不清等
颧髎	面部，当目外眦直下，颧骨下缘凹陷处	口眼歪斜、面痛、牙痛、颊肿、唇痛、鼻炎、鼻窦炎等
听宫	面部，耳屏前，下颌骨髁状突的后方，张口时呈凹陷处	耳鸣、耳聋、中耳炎、牙痛、失音、头痛等

第八章

足阳明胃经

足阳明胃经，属胃络脾。其主要生理功能是收纳与腐熟水谷，胃以降为和，与脾相表里。本经出现异常时，可见胃痛、胃胀、恶心、呕吐、颤抖、发冷、喜打哈欠及面色发黑等症状。在十二时辰中，胃经对应辰时（7点至9点）这个时段，正是早上起床就餐的时候，所以，对胃经的保养应注重早餐的摄入。

🐚 认识足阳明胃经

足阳明胃经简称胃经，是十二经脉之一，归属于足三阳经。胃经的循行部位起于鼻翼旁（迎香穴），夹鼻上行，左右侧交会于鼻根部，旁行入目内眦，与足太阳经相交，向下沿鼻柱外侧，入上齿中，还出，夹口两旁，环绕嘴唇，在颏唇沟承浆穴处左右相交，退回沿下颌骨后下缘到大迎穴处，沿下颌角上行过耳前，经过上关穴，沿发际，到额前。

足阳明胃经的分支从大迎穴前方下行到人迎穴，沿喉咙向下后行至大椎，折向前行，入缺盆，下行穿过膈肌，属胃，络脾。直行向下一支是从缺盆出体表，沿乳中线下行，夹脐两旁（旁开2寸），下行至腹股沟外的气街穴。本经脉又一分支从胃下口幽门处分出，沿腹腔内下行到气街穴，与直行之脉会合，而后下行大腿前侧，至膝膑沿下肢胫骨前缘下行至足背，入足第二趾外侧端（厉兑穴）。

足阳明胃经的另一分支从膝下3寸处（足三里穴）分出，下行入中趾外侧端。又一分支从足背上冲阳穴分出，前行入足大趾内侧端（隐白穴），交于足太阴脾经。其主要穴位如图7所示。

足阳明胃经循行所过共历经45个穴位，其中四白、天枢、足三里等都是该经上的重要穴位。

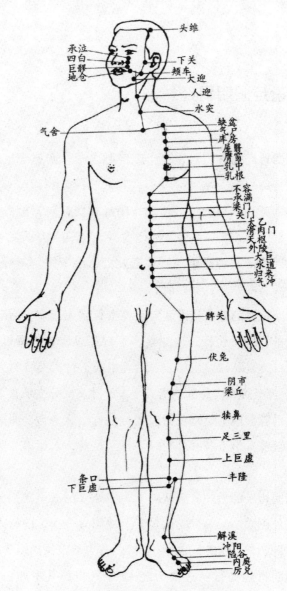

图7 足阳明胃经主要穴位图

潜伏在足阳明胃经上的疾病

由于足阳明胃经是人体正面的一条很重要的经脉，与人体的胃、肠、眼、鼻、咽喉、膝关节等部位都有密切的联系。该经若发生病变，人体就会出现头痛、脸色发黑、易疲倦、心神不安、易出汗、鼻塞、流鼻血、口眼歪斜、唇生疮疹、咽喉肿痛、颈酸痛、腹胀肠鸣，从大腿至膝、小腿、脚背疼痛，足中趾不能活动等病证。

在生活中，我们身体出现的许多病证都与足阳明胃经有关。比如，有些女性经前有乳房胀痛的现象就跟足阳明胃经瘀滞有关，因为足阳明胃经上的乳中穴就在乳房的正中线上。所以，在日常生活中应当注意养护好我们的足阳明胃经。

足三里穴，可提高人体免疫力、抗衰老

足三里穴位于外膝眼下，用自己的掌心盖住自己的膝盖骨，五指朝下，中指下伸的顶端，向外一横指尽处便是此穴。

足三里穴能提高人体免疫力、抗衰老。古人称"若要安，三

里常不干"，民间流传"常按足三里，胜吃老母鸡"，可见足三里对身体有多重要。足三里穴还是古今公认的第一"长寿穴"，《扁鹊心书》上说，人在无病的时候常灸足三里穴，"虽未得长生，亦可保有年寿也"。就是说，平时我们经常艾灸或按揉或敲打足三里，虽然不能保证长生不老，但却可以延缓衰老，防止身体虚衰、病老体弱的到来。

足三里穴是胃经的合穴，是胃经经气的必经之处。要是没有它，脾胃就没有推动、生化全身气血的能力。足三里穴是胃经上的第一大要穴，其最重要的功能就是能够调理肠胃。如果你经常腹胀肠鸣，吃进去的东西不消化；或是脾胃不和腹泻或呕吐，只要每天上午7点至9点，按揉左右腿的足三里穴各15分钟，当天就能改善症状。长期坚持，还能加强脾胃功能。

胃经是多气多血的经脉，是采纳气血和排毒的要道。其循行路线途经头、脸部、胸腹部、腿部。可以说是从头到脚。如果在每晚三焦经经气最旺时，按揉左右腿的足三里穴各20分钟，能促进气血的循环，让胃经畅通无阻。胃经畅通了，有了气血的营养，它所主管的头发也就有了光泽和弹性，也就不容易脱落和变白了。面部气血畅通了，毒素也就能被循环的气血排出体外了，其美容抗衰的效果自然就出来了。按揉足三里穴，是女人养颜之根本。女人的容颜美丽，气色白里透着红润，那都是靠气血养出来的。

✿ 四白穴，明目美白效果好

四白穴位于人体面部眼眶下面的凹陷处，就是当你向前平视的时候沿着瞳孔所在直线向下找时，在眼眶下缘稍下方能感觉到一个凹陷，这就是四白穴。取穴时通常采用正坐或仰靠、仰卧姿势。

四白穴是足阳明胃经上的一个重要穴位，最主要的功用就是养睛明目，指压该穴位，能够提高眼睛机能，对于近视、色盲等眼部疾病很有疗效。

如今，眼睛干涩、疼痛几乎成了电脑一族的"通病"，眼药水没少点、护眼器没少用，但每天紧盯着电脑屏幕，眨眼次数少，加上办公室空气不流通，容易引起双眼干涩、充血。此时，不妨暂时关掉电脑显示器，做做眼保健操。在眼保健操中，就有"揉四白穴"一节。按揉时，手指不要移动，按揉面不要太大，连做四个八拍。可以改善眼部血液循环，每次只要 5 ~ 10 分钟就能有效缓解视力疲劳，让眼睛能够彻底的放松。

对四白穴进行按摩，除了使眼部能够起到很好的保健作用外，还可以缓解面部痉挛等症。秋冬换季之时容易引发面部肌肉痉挛，一般表现为一侧面部肌肉发作性、节律性的不自主抽动。这个时候，取抽动处及面部的四白穴，再配以地仓、颊车、下关穴，然后从上到下进行按摩，先按摩抽动部位，每次每个穴位按摩3~5分钟，每天3~5次。此外，在易抽动的患处，随抽动，随按摩。这一按摩方法简单易学，患者易于自己操作，且无痛无副作用，只要按摩时方法得当，并能持之以恒，对于促进面肌痉挛的康复十分有效。

便秘、腹泻就按揉天枢穴

天枢在肚脐旁边2寸，也就是前正中线和乳头连线的中点线上与肚脐平的那一点。在肚脐眼两边各有一穴。

天枢是大肠的"募穴"。"募穴"就是五脏六腑之气集中在胸腹部的穴位。募穴的分布都在胸腹部，而且大体位置和脏腑所在的部位相对应。因为募穴接近脏腑，所以不论病生在内，或外邪侵犯，都可以在相应的募穴上有异常反应，如压痛、酸胀、不适等，因此可以根据这些反应来诊断和自疗相应脏腑的疾病。

天枢穴所在的位置从解剖上来讲，刚好对应的是肠道，所以点揉天枢可以增加肠道的良性蠕动，对便秘、消化不良、脐周疼痛、恶心呕吐等有很好的作用。还有腹泻（痢疾），相信大家都知道腹泻的烦恼，每天要跑无数次厕所，整个人的精神全受影响。但是指压按揉天枢穴会有很好的疗效，力量稍微大一点，按在穴位上并轻轻地旋转，还可以加上艾灸，艾灸天枢可以化湿，两者合用功效会更明显。

☞ 足阳明胃经其他常用穴位快速取穴

穴位名	取　法	主　治
承泣	面部，瞳孔直下，当眼球与眶下缘之间	近视、眼睛疲劳、夜盲、眼睛肿痛、角膜炎、视神经萎缩、流泪、眼睑痉挛、老花眼、白内障、口眼歪斜等
地仓	面部，口角外侧约0.4寸，上直对瞳孔	面神经麻痹、面肌痉挛、三叉神经痛、口角炎、牙关紧闭、牙痛、口眼歪斜、糖尿病、癫痫等
颊车	面颊部，下颌角前上方约1横指（中指），按之凹陷处，当咀嚼时咬肌隆起最高点处	腮腺炎、颊肿、牙关紧闭、牙痛、口眼歪斜、颈项强痛、咬肌痉挛等
下关	耳前方，下颌骨状突前方，当颧弓与下颌切迹所形成的凹陷中	牙痛、耳聋、耳鸣、耳痛、眩晕、口眼歪斜、面痛等
头维	头侧部，当额角发际上0.5寸，头正中线旁4.5寸	头痛、偏头痛，眼痛、目眩、视物不清、迎风流泪、眼睑跳动、高血压等
人迎	颈部，喉结旁1.5寸，当胸锁乳突肌的前缘，颈总动脉搏动处	头痛、咽肿痛、咽炎、扁桃腺炎、哮喘、咯血、高血压、甲状腺功能亢进、甲状腺肿大等
屋翳	胸部，当第2肋间隙，前正中线旁开4寸	支气管炎、咳嗽、气喘、胸胁胀痛、乳痈等
乳根	胸部，当乳头直下，乳房根部，第5肋间隙，前正中线旁开4寸	产后缺乳、乳痈、咳嗽、胸闷、胸痛、臂痛、哮喘等
大巨	下腹部，当脐中下2寸，前正中线旁开2寸	小腹胀、疝气、尿潴留、小便不利、惊悸难寐、便秘、遗精、阳痿、失眠等

穴位名	取　法	主　治
水道	下腹部，当脐中下 3 寸，前正中线旁开 2 寸	小腹胀满、痛经、便秘、尿潴留、小便不利、水肿、脱肛、妇科疾病等
归来	下腹部，当脐中下 4 寸，前正中线旁开 2 寸	小腹痛、闭经、疝气、痛经、月经不调、白带异常、遗精等
气冲	腹股沟稍上方，当脐中下 5 寸，前正中线旁开 2 寸	腹痛、月经不调、痛经、疝气、阳痿、功能性子宫出血、肠鸣等
犊鼻	屈膝，在膝部，髌骨与髌韧带外侧凹陷中	膝肿痛、脚气、足跟痛、下肢痿软无力等
上巨虚	小腿前外侧，当犊鼻下 6 寸，距胫骨前缘 1 横指（中指）	肠鸣、腹胀、便秘、腹泻、腹痛、下肢痿软无力、膝痛等
下巨虚	小腿前外侧，当犊鼻下 9 寸，距胫骨前缘 1 横指（中指）	下肢痿软无力、小腹痛、腹泻、乳痈、腿膝酸软等
丰隆	小腿前外侧，当外踝尖上 8 寸，条口穴外，距胫骨前缘 2 横指（中指）	咳嗽痰多、哮喘、咽肿痛、便秘、头痛、头晕、下肢痿软无力、高血压、失眠、精神病、癔症等
解溪	足背踝关节横纹的中央，拇长伸肌腱与趾长伸肌腱之间，即两大筋之间	下肢痿软无力、踝关节病、头痛、眩晕、癫狂、腹胀、便秘等
厉兑	足第 2 趾末节外侧，距趾甲角 0.1 寸（指寸）	腹胀、癫狂、口眼歪斜、牙痛、鼻出血、鼻炎、鼻流黄涕、口唇生疮、热病、下肢寒、嗜睡等

第九章

足少阳胆经

足少阳胆经与脏腑中的"胆"相对应，与十二时辰中的子时（23 点至 1 点）相联系。对胆经的养护重在安睡，所以，人到了子时以后，一定要注意养精蓄锐。

ᨀ 认识足少阳胆经

　　足少阳胆经简称胆经，是足三阳经之一。《黄帝内经》认为，其经脉循行，起于目外眦（瞳子髎），向上到额角返回下行至耳后，沿颈部向后交会大椎穴；再向前入缺盆部入胸过膈，联络肝脏，属胆，沿胁肋部，出于腹股沟，经外阴毛际，横行入髋关节（环跳）。足少阳胆经一分支从耳后入耳中，出走耳前，到目外眦处后向下经颊部会合前脉于缺盆部。下行至腋，沿胸部，经季肋，下行至环跳穴处与前脉会合，再向下沿大腿外侧，行于足阳明和足太阴经之间，经腓骨前直下到外踝前，进入足第四趾外侧端（足窍阴）；另一分支从足临泣处分出，沿第一、二跖骨之间，至大趾端（大敦）与足厥阴经相接。足少阳胆经的主要穴位如图8所示。

　　足少阳胆经自瞳子髎起，止于足窍阴，共历经44个穴位。其中风池、肩井、风市、阳陵泉等都是胆经上的重要穴位。

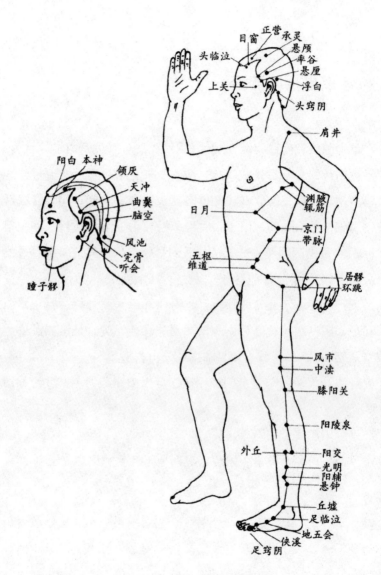

图8 足少阳胆经主要穴位图

潜伏在足少阳胆经上的疾病

　　胆经与人体的胆、肝、膈、耳、眼、咽喉等器官密切相连。中医学认为，肝与胆是表里相通的脏腑，肝经的浊气毒素会排泄到胆经以缓解其自身的压力。胆经因为承受了大量的肝毒，很容易瘀滞堵塞，进而影响到肝脏的毒素也无路可排，所以胆经需要经常加以疏通，才能增加胆经的气血流量，及时缓解肝脏的压力，以维护人体的健康。该经若是发生病变，人可表现为嘴里发苦、好叹气、偏头痛、眼部充血、耳前耳后及颈部淋巴结肿胀、皮肤无光泽，从心窝、腋下至侧腹部胀痛不适，胸胁部、大腿、膝关节外侧以及小腿外侧、足外踝前面、各骨节疼痛等病证。

肩井穴，放松身心的特效穴

　　肩井穴位于肩部最高处。取穴时一般采用正坐、俯伏或者俯卧的姿势，乳头正上方与肩线交接处。肩井穴具有疏通、止痛的特殊功效，它是临床上最常用的一个穴位。肩井穴也和风池穴一样，运用针刺治疗具有一定的危险性，故在治疗中多提倡指压等手法治疗。按揉肩井穴能够很好地缓解肩关节的紧张和肌肉僵硬等症状，并使肩关节到颈的一条线都能放松。当一个人感觉累了时，不管是身累还是心累，身体都会出现肌肉紧张，这时捏一捏肩井穴就是最好的放松身心的方法。

为什么捏肩井穴可以放松身心呢？肩井在肩上，我们自己就可以摸到，这个穴位下面不是骨头，而是肌肉。人体犹如一口井，肩井就是这口井的井口，而脚底的涌泉穴，就是这口井的泉眼，生命之水正是从此喷涌而出。要使身体从上至下轻松通泰，就必须经常清理这口井。当这个区域按上去有酸胀甚至疼痛的感觉时，说明你的身体已经出现了紧张状态，就该清理一下这口井了。

中医按摩师在给一个浑身紧张、气血不和的人进行推拿的时候，总是先推拿肩井，然后再推拿其他地方，最后以推拿肩井结束。首先推拿肩井是为了让他全身放松，放松以后，一切穴位、气血都易于调动，一切手法都便于操作，容易收到应有的效果。最后再推拿肩井，是为了把先前充分松开的气血再紧一紧，提起它们的神气。这就好比清理一口井，先要把井盖打开，清理完毕后，还要把井盖盖上。

对于清理生命的深井，并不是采用常用的揉捏手法就可以完成的，必须由专业的按摩师才能完成。不过，使用下面的方法推拿肩井比起对肩部进行普通的按摩和揉捏是要有效得多的。首先，让受术者站好或者坐好，身体要端正。施术者站在他身后，两脚分开，与肩同宽，保持心情愉快，将两手轻轻往对方肩上一搭，然后，把自己的意念放在对方的涌泉穴上。这样，我们的意识里面就有了一口虚拟的井。接着，像拿一个东西一样拿住受术者的肩，连皮带肉捏起来，捏上去以后再运用指掌的力量揉一次，然后放下。这个动作概括起来就是：拿、捏、揉、放。如此反复多次，相当于对人体进行了推拿。这样的按摩方法比起普通的对肩部的按摩和揉捏会更加舒服。

风池穴，头部疾患的治疗要穴

风池穴位于项部，枕骨之下，胸锁乳突肌与斜方肌上端之间的凹陷处。"风池"最早见于《灵枢·热病》篇，史载："风为阳邪，其性轻扬，头顶之上，惟风可到，风池穴在颞颥后发际陷者中，手少阳、阳维之会，主中风偏枯，少阳头痛，乃风邪蓄积之所，故名风池。"

风池穴是治疗头部疾患的主要穴位，且疗效显著，除可用于高血压外，还可用于治疗各种头痛、眩晕，近视，各种鼻炎、中耳炎、耳聋以及咽炎等症。因为风为阳邪，其性轻扬，头顶之上，惟风可到。另外，风池穴还可用于治疗中风、癫痫、失眠等神志病。

按揉此穴，无感冒可预防，已感冒亦可明显减轻症状。按摩后，会觉得头部很轻松，鼻塞也会明显减轻，皆因为风池有通窍的作用。每天坚持按摩项后双侧风池穴，能十分有效地防治感冒，并且对感冒引起的头痛、头晕效果更好。

　　每年春季，都是感冒高发季节，许多体质差的人，很容易患上感冒。引发感冒的原因，一是内热，二是没有采取预防措施。预防内热，应该多吃一些新鲜水果和蔬菜，每天多喝一些开水，并随着天气和环境的变化，适当增减衣服。如果出门前身上有汗，一定要把汗擦干，再按揉几下风府、风池等穴位，使汗孔关闭，这样就不容易得感冒了。这里还有两种简单的按摩风池穴预防感冒的方法。一种按摩方法是：一手张开扣在后脑勺上，拇指尖朝下点在风府穴上，带动皮下组织按揉，每次按揉30～60下，每日3次。另一种按摩方法是：一手伸向头后，拇食两指指肚分别按在两个风池穴上，带动皮下组织按揉，每次按揉30～60下，每日3次。只要你坚持做到了以上几点，想得感冒都难。

　　按摩风池穴用于预防感冒尤其适合孕妇。在生活中，许多孕妇因为怀孕而导致抵抗力下降，稍不注意就伤风感冒，出现头痛、咳嗽、鼻塞等症状。吃药又会对胎儿造成不良影响，这时试试风池穴按摩法，可以达到预防与治疗的双重效果。

阳陵泉穴，调血通络、疏肝理气的要穴

　　"阳"，指外侧；"陵"，指高处；"泉"，指凹陷处。阳陵泉穴是足少阳胆经上的一个重要穴位，位于膝盖下外侧，腓骨下头

前下方凹陷中。此穴为胆经合穴，胆经属木，气通于肝，合穴属土，血贯于脾，此穴正为调节肝脾功能之枢纽。

阳陵泉穴又称为"筋会"，也就是说一切筋的毛病都可以找阳陵泉穴来解决，所以它可用于治疗运动系统疾病，如肩周炎、膝关节炎、风湿性关节炎、类风湿性关节炎、面肌痉挛、偏瘫、坐骨神经痛、扭挫伤等病证。此外，阳陵泉穴还可用于治疗头痛、小儿惊风等症。

阳陵泉穴还是治疗胆腑疾病的重要穴位，一切胆部疾患均可选用，如黄疸、胆绞痛、胆石症、胆囊炎等症。阳陵泉穴善治胆囊之病，对嘴苦之症有特效。

而且此穴还有一个更重要的功能，那就是调和肝脾。对于妇女月经不顺，内分泌失调，甚至更年期综合征，拨动刺激阳陵泉穴，总能解纷扰于乱世，化干戈为玉帛。此穴最善舒肝解郁，常与著名的"消气穴"太冲合用，功效更为明显。

☞ **足少阳胆经其他常用穴位快速取穴**

穴位名	取 法	主 治
瞳子髎	面部，目外眦旁约0.5寸，当眶外侧缘处	头痛、目痛、目赤、迎风流泪、远视不明、目翳、三叉神经痛、口眼歪斜等
听会	面部，当耳屏间切迹的前方，下颌骨髁突的后缘，张口有凹陷处	头痛、牙痛、耳鸣、耳聋、口眼歪斜、痄腮、中耳炎等

续表

穴位名	取 法	主 治
完骨	头部，当耳后乳突的后下方凹陷处	头痛、颈项强痛、颊肿、喉痹、口眼歪斜、癫痫、失眠、耳鸣等
阳白	前额部，当瞳孔直上，眉上1寸	目疾、头痛、眩晕、眼睑跳动、口眼歪斜等
带脉	侧腹部，章门下1.8寸，当第11肋骨游离端下方垂线与脐水平线的交点上	功能性子宫出血、月经不调、闭经、盆腔炎、子宫脱垂、腰胁痛、下肢无力等
环跳	股外侧部，侧卧屈股，当股骨大转子最凸点与骶管裂孔连线的外1/3与内2/3交点处	感冒、神经衰弱、腰腿痛、坐骨神经痛、半身不遂、下肢痿软无力、髋关节疾病、挫闪腰疼、膝踝肿痛、脚气、湿疹等
膝阳关	膝外侧，当阳陵泉穴上3寸，股骨外上髁上方的凹陷处	下肢痿软无力、小腿麻木、腘筋挛急、膝痛等
悬钟	小腿外侧，当外踝尖上3寸，腓骨前缘	头痛、扁桃体炎、鼻出血、半身不遂、颈项强痛、胸腹胀满、胁肋疼痛、膝腿痛、踝关节疾病等
侠溪	足背外侧，当第4、5趾缝间，趾蹼缘后方赤白肉际处	头痛、眩晕、耳聋、目外眦赤痛、胸胁痛、膝盖酸软、月经不调等

第十章

足太阳膀胱经

足太阳膀胱经是十二经脉中最长的一条。《素问·灵兰秘典论》上说："膀胱者，州都之官，津液藏焉，气化则能出矣。"所谓"州都"就是水聚之处，当膀胱充满尿液时，即经由尿道排出体外。在十二时辰中，膀胱经对应申时（15点至17点）。该经脉发生异常时，容易发生股关节痛、痔疮等，且脸部皮肤发黑，失去光泽。

🐚 认识足太阳膀胱经

　　足太阳膀胱经是十二经脉中最长的一条经脉，关于该经脉的循行，《灵枢·经脉篇》上是这样说的："膀胱足太阳之脉，起于目内眦，上额，交巅；其支者，从巅至耳上角；其直者，从巅入络脑，还出别下项，循肩膊，挟脊，抵腰中，入循膂，络肾，属膀胱；其支者，从腰中，下挟脊，贯臀，入腘中……"通俗地讲，就是说足太阳膀胱经的循行是从内眼角开始，上行额部，交会于头顶。它的支脉：从头顶分出到耳上角。其直行主干：从头顶入内络于脑，复出项部，分开下行。一支沿肩胛内侧，夹脊旁，到达腰中，进入脊旁筋肉，络于肾，属于膀胱。一支从腰中分出，夹脊旁，通过臀部，进入窝中。背部另一支脉：从肩胛内侧分别下行，通过肩胛，经过髋关节部，沿大腿外侧后缘下行，会合于窝中，由此向下通过腓肠肌部，出外踝后方，沿第五跖骨粗隆，到小趾的外侧，下接足少阴肾经。足太阳膀胱经的主要穴位如图 9 所示。

　　足太阳膀胱经共有穴位 67 个，是十二经脉中穴位最多的一条经脉，其中 49 穴分布于头面部、后颈部和背腰部之督脉的两侧，余 18 穴则分布于下肢后面的正中线上及足的外侧部。其中，睛明、承山、委中等都是膀胱经上极其重要的穴位。

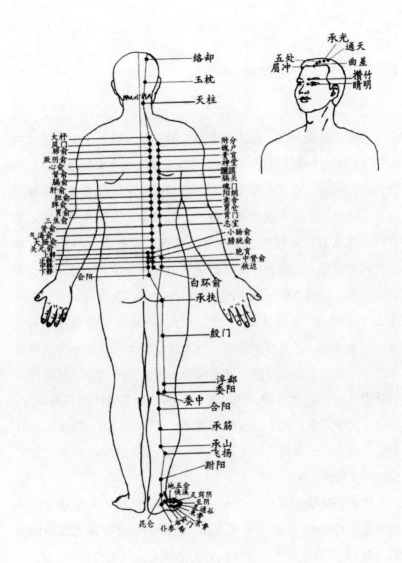

图9 足太阳膀胱经主要穴位图

潜伏在足太阳膀胱经上的疾病

足太阳膀胱经通往头、背、腰、臀、下肢、足等各部分，是一条几乎已贯通全身的经脉。其处于身体的最前线，《黄帝内经》上说"太阳主外"，也就是说太阳经依靠阳气在身体的最前线（体表）与外邪抗争抵御外邪入侵，故最容易老损，尤其是在耗损过度时，如不好好休息养护，日久外病及里，就会造成相关内脏的损害。若该经发生异常时，会影响全身，而呈现各种症状。如头部会出现头痛、头重、眼睛疲劳、流鼻血、鼻塞等症状，又会产生肩、背、腰、臀、胫等部的肌肉疼痛，还会发生股关节痛、痔疮、癫狂、小便不利等病证。所以，在日常生活中想要维持身体健康，时刻注意养护好自己的膀胱经是十分重要的。

委中穴，治疗腰背疾病的要穴

委中穴位于人体的腘横纹中点，股二头肌腱与半腱肌腱中间，即膝盖里侧中央，是人体足太阳膀胱经上的重要穴位之一。《黄帝内经》将膀胱经比喻成河流，横穿深沟，交点为穴，委中穴在该经脉上具有"承上启下"的作用。

在《四穴总歌》中有"腰背委中求"之说。其意思是指凡是腰背病证都可取委中穴治疗。对于委中穴善治腰背疾患在历代针灸文献中也有很多记载。早在《素问·刺腰痛论》就有："足太阳脉，令人腰痛，引项脊尻背如重状，刺其郄中，太阳正经出血，春无见血。"《针灸甲乙经》中说："热病夹脊痛，委中主之"，"巅疾反折，委中主之。"《铜人腧穴图经》中有："委中治腰夹脊沉沉然，遗尿、腰重不能举体，风痹枢痛，可出血痼疹皆愈。"可见，运用委中穴治疗腰背疾患的神奇功效在几千年的实践中早已得到了肯定。

为什么按摩委中穴对于治疗腰背疾患有这么好的效果呢？我们知道委中穴位于膝关节后侧，腘窝横纹的中点，它所处的位置正在膀胱经的一个岔路口上，在背部分为两支的膀胱经在这里汇合为一支，继续下行。因此，刺激这个穴位，能振奋整个膀胱经的活力，尤其是对疏通腰背部的气血十分有效。

治疗时患者最好趴在床上，可自己操作或由家人帮忙。用双手拇指端按压两侧委中穴，力度以稍感酸痛为宜，一压一松为1次，一般可连续按压20次左右。通常使用这个穴位，一用就有效，即使不能使痛苦马上消失，也会大为减轻。在治疗腰背痛期间，按压的穴位最好不要见水，尽量不要吃发物。

日常生活中，我们也可以经常按摩委中穴，按摩时力量可以稍微大一点，虽然按压时有疼痛的感觉，但对身体十分有益。

承山穴，柔筋缓痉祛除湿气的好穴

承山穴位于人体的小腿后面正中，当伸直小腿或足跟上提时，腓肠肌肌腹下出现的尖角凹陷处即是。承山穴所处的位置，肌肉分成"人"字形，承山穴就在人字中间。承山穴的古义就是承起一座山。山，就是我们的身体，人站着的时候，小腿肚子会紧张，承山穴的位置是筋、骨、肉的集结之处，是最直接的受力点。

承山穴还具有通经活络、柔筋缓痉的功效，对于治疗小腿抽搐有特效。在生活中，不少人在游泳或跑步时都会突然出现小腿抽搐的现象。在小腿抽搐时，脚脖子会剧痛，筋肉会引起收缩，脚跟会向上扯，脚腕伸长。此时如果过于惊慌，不但会使抽搐时间增长，也会使痛苦增加。如果处置不当，脚还会在短时间内浮肿，甚至疼痛得无法行走。此时如果对承山穴进行常规的按揉即可缓解疼痛，具有立竿见影的效果。

《黄帝内经》认为，膀胱经主人体一身之阳气，承山穴位于足太阳膀胱经上，既是承受全身压力的所在，又是人体阳气最盛经脉的枢纽，刺激承山穴能通过振奋膀胱经的阳气，排出人体湿气。因此，承山穴又是祛除人体湿气最好的穴位。大多数人只要轻轻一按自己的承山穴，都会有明显的酸胀痛感，这都是因为体内有湿气的缘故；而对承山穴进行一段时间的按揉后，你的身体就会有微微发热之感，这是因为膀胱经上的阳气在起作用，身上的湿邪正随着微微升高的体温排出体外。

虽然承山穴的作用很多，但按摩该穴位时还是有一定讲究的。当我们按压承山穴是要为了发汗、治病时，就要用重手法来一鼓作气，祛除病邪。当我们生活中用来驱除湿气、缓解疲劳的时候，手法就要轻一些。因为承山穴按上去会非常酸痛，如果手法重了，许多人会受不了。所以，揉按承山穴的时候，开始时只能轻轻地按、轻轻地揉，以感觉到酸胀微痛为宜，慢慢地可以加重手法，但也不要按到剧痛难忍，在能保障效果的前提下，应该尽量把疼痛减到最小。

☞ 足太阳膀胱经其他常用穴位快速取穴

穴位名	取　法	主　治
睛明	面部，目内眦角稍上方凹陷处	近视眼、青光眼、夜盲、迎风流泪、腰痛等
攒竹	面部，当眉头陷中，目内眦直上	头痛、面瘫、面神经麻痹、眶上神经痛、目视不明、目赤肿痛、眼睑动、眼睑下垂、迎风流泪、眼睛充血、眼睛疲劳、眼肌痉挛、假性近视、膈肌痉挛、腰背肌扭伤等
天柱	项部大筋（斜方肌）外缘之后发际凹陷中，约当后发际正中直上0.5寸旁开1.3寸	后头痛、癔症、神经衰弱、失眠、慢性鼻炎、鼻出血、鼻塞、咽炎、咽痛、目赤肿痛、颈项强痛、腰扭伤、肩背痛、感冒、惊厥等

续表

穴位名	取　法	主　治
大杼	背部，当第 1 胸椎棘突下，旁开 1.5 寸	头痛、咽炎、感冒、鼻塞、支气管炎、支气管哮喘、肺炎、癫痫、颈项强痛、肩胛酸痛、腰背肌痉挛、腰背痛等
风门	背部，当第 2 胸椎棘突下，旁开 1.5 寸	支气管炎、发热、咳嗽、头痛、目眩、流涕、鼻塞、项强、肺炎、哮喘、百日咳、感冒、肩背痛、遗尿等
肺俞	背部，当第 3 胸椎棘突下，旁开 1.5 寸	咳嗽、气喘、吐血、潮热、盗汗、鼻塞、肩背痛、喉痹等
厥阴俞	背部，当第 4 胸椎棘突下，旁开 1.5 寸	心痛、神经衰弱、肋痛、胃炎，牙痛、呕吐、胸满等
心俞	背部，当第 5 胸椎棘突下，旁开 1.5 寸	心痛、失眠、神经衰弱、肋痛、惊悸、咳嗽、吐血、健忘、盗汗、梦遗、癫痫、背痛等
膈俞	背部，当第 7 胸椎棘突下，旁开 1.5 寸	呕吐、呃逆、气喘、咳嗽、潮热、盗汗、胃胀痛等
肝俞	背部，当第 9 胸椎棘突下，旁开 1.5 寸	偏头痛、神经衰弱、急慢性肝炎、胆囊炎、慢性胃炎、黄疸、胁痛、吐血、目疾、癫狂痫、背痛、月经不调等
胆俞	背部，当第 10 胸椎棘突下，旁开 1.5 寸	失眠、肋间神经痛、呕吐、咽喉干痛、胃炎、溃疡病、肝胆疾病、风湿性关节炎、坐骨神经痛等
脾俞	背部，当第 11 胸椎棘突下，旁开 1.5 寸	胃下垂、胃溃疡、胃炎、胃痉挛、神经性呕吐、消化不良、肠炎、痢疾、肝炎、腹胀、黄疸、呕吐、腹泻、痢疾、便血、水肿、背痛、糖尿病、功能性子宫出血等

穴位名	取　法	主　治
胃俞	背部，当第12胸椎棘突下，旁开1.5寸	胃脘痛、消化不良、胃下垂、胃痉挛、胰腺炎、胸胁痛、腹胀、肠鸣、腹泻、呕吐、糖尿病等
三焦俞	腰部，当第1腰椎棘突下，旁开1.5寸	水肿、呕吐、肠鸣、腹胀、腹泻、痢疾、尿潴留、小便不利、消化不良、腰背强痛等
肾俞	腰部，当第2腰椎棘突下，旁开1.5寸	月经不调、白带、遗尿、遗精、阳痿、肾绞痛、视物不清、水肿、哮喘、耳聋、耳鸣、耳聋、腰痛、腰膝酸软、肋痛等
气海俞	腰部，当第3腰椎棘突下，旁开1.5寸	腹痛、水肿鼓胀、脘腹胀满、消化不良、便秘、泻痢、癃淋、遗尿、遗精、阳痿、疝气、妇科疾病、脏气虚惫、形体羸瘦、四肢乏力、腰痛、食欲不振、夜尿症等
大肠俞	腰部，当第4腰椎棘突下，旁开1.5寸	腹胀、腹泻、肠炎、便秘、腰痛、坐骨神经痛、腰痛、骶棘肌痉挛、小腹疼痛等
关元俞	腰部，当第5腰椎棘突下，旁开1.5寸	慢性肠炎、腹泻、腹胀、糖尿病、虚证、阳痿、尿潴留、小便不利、慢性盆腔炎、痛经、腰部软组织损伤等
小肠俞	骶部，第1骶椎棘突下，旁开1.5寸，平第1骶后孔	肠炎、腹泻、便秘、下腹肿胀、腹痛、脚肿胀、夜尿症、遗尿等
膀胱俞	骶部，第2骶椎棘突下，旁开1.5寸，平第2骶后孔	肠炎、便秘、腹泻、尿潴留、小便不利、腰骶痛、坐骨神经痛、膀胱炎、遗尿、糖尿病等

第十一章

足太阴脾经

足太阴脾经对应脾，脾是人体重要的淋巴器官，具有造血、滤血、清除衰老血细胞的功能。脾和胃两个脏腑，具有表里关系，主宰着消化和吸收的功能。在十二时辰中，脾经对应巳时（9点至11点），所以对脾经的保养最好选在9点至11点这个时段。

🔱 认识足太阴脾经

足太阴脾经是人体十二经脉之一，归属足三阴经。关于脾经的经脉循行，在《灵枢·经脉》中是这样描述的："脾足太阴之脉，起于大指之端，循指内侧白肉际，过核骨后，上内踝前廉，上腨内，循胫骨后，交出厥阴之前，上循膝股内前廉，入腹，属脾，络胃，上膈，挟咽，连舌本，散舌下。其支者：复从胃别，上膈，注心中。"这段话的大概意思就是，足太阴脾经的循行部位起于足大趾内侧端，沿内侧赤白肉际，上行过内踝的前缘，沿小腿内侧正中线上行，在内踝上8寸处，交出足厥阴肝经之前，上行沿大腿内侧前缘，进入腹部，属脾，络胃，向上穿过膈肌，沿食道两旁，连舌本，散舌下。本经脉分支从胃别出，上行通过膈肌，注入心中，交于手少阴心经。

足太阴脾经21穴，它们分别是隐白、大都、太白、公孙、商丘、三阴交、漏谷、地机、阴陵泉、血海、箕门、冲门、府舍、腹结、大横、腹哀、食窦、天溪、胸乡、周荣、大包。其中隐白、三阴交、阴陵泉、血海等是该经上的重要穴位。足太阴脾经的主要穴位如图10所示。

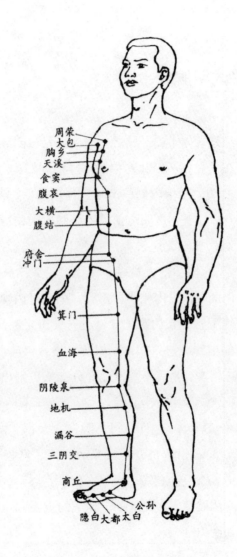

图10 足太阴脾经主要穴位图

潜伏在足太阴脾经上的疾病

　　脾经是人体阴气最盛的经络，主要循行在胸腹部及下肢内侧，与人体的脾、胃、心等器官密切相关。在经络上，足太阴脾经属脾络胃，足阳明胃经属胃络脾。脾与胃通过足太阴脾经和足阳明胃经相络属而构成表里关系，主宰着消化和吸收的功能。因此，脾经一旦发生异常，身体各种症状就会呈现出来。如心窝或胃附近会有重压感，出现疼痛、恶心、打嗝等现象；容易下痢或便秘，身体消瘦下去；尿量少，有时甚至完全无法排尿；脚部容易冰冷、浮肿、身体有倦怠感等。

　　中医学认为，脾脏与脾经是相互对应的关系，保持脾经气血通畅，脾脏才能维持正常的运转。《黄帝内经》上说"思则伤脾"，是指思虑过度就会影响到脾经气血的正常运转，从而会影响脾脏的健康。人体的健康状况与脾经有着重要的关系，因此，要想保持健康的体魄，在日常生活中，我们一定要注意保持良好的心情，养护好我们的脾经。

🦋 隐白穴，治疗血崩症的常用穴

隐白穴在足大趾木节内侧，距趾甲角0.1寸（指寸）。《灵枢·本输》上说："脾出于隐白，隐白者，足大趾之端内侧也。"隐白穴特别小，所以不太好找，通常要用指甲掐一掐才能掐到这个穴。也可用指尖点它，或者找一个细一点的按摩棒来点按。

隐白穴是足太阴脾经的首穴，"隐"，是隐秘、隐藏的意思；"白"，是指肺之色、气。隐白穴之名，意指体内经脉的阳热之气由本穴外出体表经脉。《黄帝内经》认为，隐白穴内的气血为脾经体内经脉外传之气，因气为蒸发外出，有不被人所觉察之态，如隐秘之象，故而得名。

隐白穴最主要的功能是止血，对各种出血症状都能有效地缓解。特别是对妇女血崩症，月经不调，产后血晕等有疗效。此外对于腹胀、癫狂、梦魇、惊风等病证也有保健作用。因为，隐白穴为足太阴脾经脉气所发，脾为统血之脏，刺激此处有健脾统血之效，故而该穴乃历代医家治疗血崩症的常用穴。

崩漏是中医的名称，是指月经周期、经期、经量严重失常的病证。经血非时而下，并量多如注，谓之崩、崩中或经崩；淋漓不断谓之漏、漏下或经漏。崩漏在发病过程中常互相转化，如崩血渐少，可能致漏，漏势发展又可转变为崩，故临床常以崩漏并称。本病以青春期女性、更年期妇女多见。凡功能性子宫出血、生殖器炎症、肿瘤等妇科疾病均可出现这一症状。严重的患者可持续数十天出血不止，常伴有面色苍白、头晕目眩、心慌气短和全身无力等一系列严重的贫血症状。

《黄帝内经》认为，崩漏的主要原因是冲任两脉不固，脏腑失调。因此在治疗上应着重补肝健脾益肾，调养冲任，其中又以健脾最为重要。隐白穴是足太阴脾经上的一个重要穴位，按照经络学说的原理，刺激隐白穴有健脾统血、补中益气的功效。

治疗崩漏的方法虽然很多，但如果应用不当往往会有一定的副作用。所以有人选择艾灸隐白穴治疗崩漏，这种方法既简便易行，效果又明显。治疗时取艾条一根将其一头点燃后，悬于一侧隐白穴上1.5厘米处，每次悬灸15~20分钟，以隐白穴周围皮色转红有热感为止。先灸一侧，然后灸另一侧，每日可灸3~4次，待出血停止后可再继续灸1~2天，使疗效更为巩固。灸时患者常常会感到小腹部原有的绷紧拘急感或空虚感消失，心情也随之开朗，经量往往于灸后不久即明显减少。

艾灸隐白穴治疗崩漏虽然疗效显著，但当患者出血量较大，病情危急时，还应及时送往医院救治。

❀ 刺激阴陵泉穴，除湿、祛湿的要穴

阴陵泉穴是人体足太阴脾经上的重要穴道之一。从脚外侧的脚踝后侧（脚跟）起，往上触摸胫骨的后缘，在膝盖关节的附近，有很粗的骨凸块，这称为"胫骨内侧髁"，是胫骨内侧扩大呈现为喇叭状的地方，阴陵泉穴就在此凸骨的骨边。

阴陵泉穴是脾经上的排湿大穴，刺激这个穴位可以快速驱除体内的脾湿，治疗因湿气过重所引起的诸多病证。如人们常患的关节炎、膝盖疼痛、颈椎病、后背痛、湿疹、青春痘、黑头等都是因为湿气过重造成的，这时，如果能对阴陵泉穴进行刺激，就会收到很好的效果。

膝盖疼痛是中老年人比较常见的病证，患者不仅感觉十分难受，有些人甚至因膝盖疼痛难忍而不能行走。对于一些年纪大的人来说，不走动还会加速全身老化。我有一个患者，是位老太太，刚60多岁，因患风湿多年膝盖疼痛难忍，常常不敢走路，严重时只得躺在床上或坐轮椅出门。后来，通过朋友介绍找到了我。我主要就是选取阴陵泉穴给她进行艾灸，灸之前每次都是先按摩，推小腿的脾经以及肝经等其他经络，然后再艾灸阴陵泉穴。灸了几次后，老人家的腿脚感觉轻快多了，不那么沉重了，疼痛的感觉也减轻了许多。

由此可见，阴陵泉穴对治疗膝盖疼痛是十分有效的，当你的膝盖疼痛时，除了对该穴位进行艾灸外，揉擦此穴也是非常有效果的。

血海穴，治疗一切血症的要穴

血海穴位于大腿内侧，取该穴时患者应采用正坐、屈膝的姿势，在膝盖内侧会出现一个凹陷下去的地方，在凹陷的上方则有一块隆起的肌肉，顺着这块肌肉摸上去，顶端即是血海穴。

血海穴是脾经所生之血的聚集之处，具有促生新血、补血养血、引血归经之效，为治疗血症的要穴。血海穴可以治疗一切与血有关的病证，临床常用于治疗一些妇科疾病，如月经不调、痛经、经闭、功能性子宫出血、产后恶露不尽等症。中医认为风是导致皮肤疾病的主要原因，古人有名言："治风先治血，血行风自灭"，因此，血海穴也是治疗皮肤疾病常用穴之一，临床可用于治疗老年皮肤瘙痒症、带状疱疹、银屑病、白癜风、股癣、湿疹、黄褐斑、过敏性紫癜、局限性硬皮病、神经性皮炎等疾病。

刺激血海穴来促生气血最好的方法是艾灸。对血海穴做艾灸的季节和时间都很讲究。最好是选在季节交替的时候，比如秋末冬初，或是刚开春。这样可以更好地鼓舞气血的生长。而在其他时间里，按揉就可发挥其作用了。

　　按摩血海穴不仅可以促生气血，而且还有利于祛除脸上的雀斑。特别是对女性而言，生完孩子以后，或者是年龄一旦过30岁以后，脸上就逐渐开始长斑，虽然用过很多祛斑的化妆品也不会有很大的效果。于是乎每次出门前都只能靠涂抹遮瑕粉底盖住。这时如果每天午饭前按摩血海穴这个位置，对祛除脸上的雀斑十分有效。一般坚持一个月左右雀斑就能变淡，三个月左右就能基本消失，而且脸色也会变得红润有光泽。因此经常坚持按揉血海穴，不但可以省掉再吃补血的药物了，还可以省下一大把的化妆品钱，岂不是一举两得。

☞ **足太阴脾经其他常用穴位快速取穴**

穴位名	取　法	主　治
三阴交	小腿内侧，当足内踝尖上3寸，胫骨内侧缘后方	食少腹胀、肠鸣、月经不调、闭经、功能性子宫出血、赤白带下、阳痿、遗精、尿潴留、小便不利、疝气、失眠、神经衰弱、水肿、高血压、足膝痹痛等
箕门	大腿内侧，当血海穴与冲门穴连线上，血海穴上6寸	尿潴留、小便不利、尿路感染、遗尿、腹股沟肿痛等
大横	腹中部，脐中旁开4寸	绕脐痛、腹胀、便秘、泄泻、支气管炎、阳痿、癔证等

第十二章

足厥阴肝经

足厥阴肝经对应的脏器是肝。《黄帝内经》认为，肝属木，具有解毒和储藏养分的作用，可称之为人体的将军。在十二时辰中，肝经对应丑时（1点至3点），丑时是万物俱寂的时候，此时人体正处于熟睡的状态，这样便于气血回归，使肝脏得到滋养。因此养护肝经睡个好觉是很必要的。

🏵 认识足厥阴肝经

　　足厥阴肝经简称肝经，是足三阴经中排在中间的一条经脉。关于该经脉的循行，《灵枢·经脉》篇上载："肝足厥阴之脉，起于大指丛毛之际，上循足跗上廉，去内踝一寸，上踝八寸，交出太阴之后，上腘内廉，循股阴，入毛中，过阴器，抵小腹，挟胃，属肝，络胆，上贯膈，布胁肋，循喉咙之后，上入颃颡，连目系，上出额，与督脉会于巅。其支者，从目系下颊里，环唇内。其支者，复从肝别贯膈，上注肺。"通俗地讲，就是说足厥阴肝经的循行，起于足大趾甲后丛毛处，沿足背向上至内踝前一寸处，向上沿胫骨内缘，在内踝上 8 寸处交出足太阴脾经之后，上行过膝内侧，沿大腿内侧中线进入阴毛中，绕阴器，至小腹，挟胃两旁，向上穿过膈肌，分布于胁肋部，沿喉咙的后边，向上进入鼻咽部，上行连接目系出于额，上行与督脉会于头顶部。本经脉一分支从目系分出，下行于颊里，环绕在口唇的里面。又一分支从肝分出，穿过膈肌，向上注入肺，交于手太阴肺经。

　　肝经循行的穴位起于大敦穴，其中经行间、太冲、中封、蠡沟、中都、膝关、曲泉、阴包、足五里、阴廉、急脉、章门，到期门穴止，总共 14 个穴位。其中，大敦、行间、太冲穴等都是该经上重要的穴位。足厥阴肝经的主要穴位如图 11 所示。

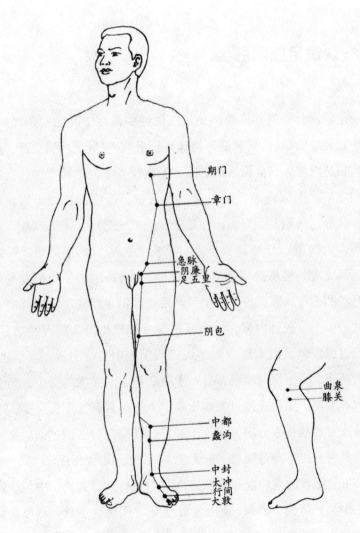

图 11　足厥阴肝经主要穴位图

🪷 潜伏在足厥阴肝经上的疾病

《黄帝内经》认为肝经与胆经相表里，而胆经为脏器生化的关键，所以肝在生化气血、协调脏腑经络的功能和抵御外邪方面起着极其重要的作用。肝经在第九肋骨处虽然有一个分叉，和十二经脉的起始——肺经相衔接。因此，又与十二经脉的最初经脉，形成生命永远的循环通道。肝经循行线路虽然不长，所历经的穴位也不多，但其作用却不小。肝经和肝、胆、胃、肺、膈、肾、眼、头、咽喉等器官都有联系，若该经发生病变，人体会出现面色晦暗、口渴咽干、恶心呕吐、胸闷、腰痛、大便稀溏、遗尿、小便频数，男子阳痿、早泄、疝气、阴囊肿胀，女性阴部瘙痒或子宫脱垂等症。因此，我们在平时应注意对肝脏和肝经的保养，以维护身体的健康。

🪷 肝火旺盛，泻火就找行间穴

行间穴位于第一趾和第二趾指缝之间，行间穴为足厥阴肝经之荥穴，在五行中属火，所以具有泄肝火，疏气滞的作用。此穴主治目赤肿痛、青盲、失眠、癫痫、月经不调、痛经、崩漏、带下、小便不利、尿痛等症状。如果你经常两肋疼痛、嘴苦，那是肝火旺盛，而像牙疼、腮肿、口腔溃疡、鼻出血，尤其是舌尖起泡，就是心火旺盛，这时多揉行间穴就可以泻火。

关于行间穴的含义，《黄帝内经》上说，"行"，是行走、流动、离开的意思；"间"，是指二者当中。该穴名意指肝经的水湿风气由此顺传而上。本穴运行的气血为大敦穴传来的湿重水气，至本穴后吸热并循肝经向上传输，气血物质遵循其应有的道路而行，故而得名。

有的人一上火就鼻出血，这等于是把火从鼻子里泻出去了。特别是一些老年朋友一上火就容易流鼻血，有时候一个月要流好几次鼻血。弄得心中惶恐不安，以为自己的鼻子出了大毛病。这时多揉行间穴，就可以把心火从这里散发出去，鼻子自然就不会再流血了。

太冲穴，治疗肝阳上亢的常用穴

太冲穴在脚背上第一趾与第二趾结合的地方向脚腕方向推，推到两个骨头连接的尽头就是太冲穴。太冲是肝经的原穴，从理论上讲，原穴往往调控着该经的总体气血。

太冲穴是治疗各种肝阳上亢型病症的常用穴之一，如肝阳上亢型高血压、偏头痛、美尼尔氏综合征、耳鸣、打嗝、鼻出血、中风等症。太冲穴还有疏肝理气、缓解情绪的作用，用于治疗各种肝气不疏引起的病证，如月经不调、痛经、胁肋疼痛等症。

太冲，顾名思义，"太"指最大；"冲"指冲击，意指通过按揉太冲穴，可以把人体郁结的气最大限度地冲出去。不管你是爱发火还是生闷气，按揉此穴，都能化解你的怒气，可缓解因生气引起的一些疾病。因此，太冲穴又常常被人们称作"消气穴"。

人生气之时，肝也会受到影响，太冲穴就会显现出一些信号，表现为有压痛感，温度或色泽发生变化，对外界更为敏感，甚至于使软组织的张力发生异常等。有些人总感到委屈，想哭，这是肝郁的表现，最好是能哭出来把浊气放掉就好了；因为"肝之液为泪"，浊气化为液体排出体外对身体是有好处的。

太冲穴善于调节人体上、中、下三焦之总气，而且是冲击淤阻之气的"消气"急先锋。按摩太冲穴，能让淤气、浊气、毒素及时排出体外。每次生气或心里不痛快时，用拇指肚按压太冲穴，缓缓加力，持续1分钟，再缓缓收力，放开。如此反复指压太冲穴，每只脚按压3~5次。会使人神清气爽、心情愉悦、气消无踪了。所以，对于那些爱生闷气、有泪往肚子里咽的人，还有那些郁闷、焦虑、忧愁难解的人来说，太冲穴是人体最好的出气筒。

按摩太冲穴对头痛也有一定的效果。《黄帝内经》认为，头为"诸阳之会、百脉所通",既有经络相连,又有眼、耳、鼻、口诸窍。内外相通的许多疾病的症候都会反映到头部。很多时候郁怒伤肝、肝失疏泄、气逆上冲都会导致头痛。而太冲穴可以平息肝火,疏通经络,此时按摩一下太冲穴即可以使头痛的症状减轻。

很多女性的月经总是提前或者延长,老是没有规律,月经的颜色深红,而且莫名地发热,经前几天特别烦躁不安,想发脾气,用中医理论来讲是肝的问题,因为肝主藏血,这个时候点揉太冲会有明显的效果。不过要在月经来临之前5天就开始每天点揉太冲,每次3~5分钟,每个月经周期前都坚持做,两三个月后,月经就开始恢复正常了,经前的紧张烦躁也没有了,痛经也消失了。太冲穴可以解决如此众多的问题,所以我们一定要好好地善加利用。

❀ 头痛目眩,要镇静安神就找大敦穴

大敦穴位于脚靠第二趾一侧甲根边缘约2毫米处。大敦穴是人体足厥阴肝经的要穴。关于大敦穴的命名,《黄帝内经》上说,大敦,即大树墩也,在此意指穴内气血的生发特性。本穴为体内肝经外输温热水液,而本穴又为肝经之穴,时值为春,水液由本穴的地部孔隙外出体表后蒸发扩散,表现出春天气息的生发特

性，如大树墩在春天生发新枝一般，故而名为大敦。

脚拇指是肝经的起始处，肝经由此依序延伸到生殖器、肝脏、脑、眼等人体器官。因此指压大敦的话，能使头脑清晰、眼睛明亮。

提到大敦穴的治病作用，《黄帝内经》中曾记载了这样一个故事：有一个患头痛病的樵夫上山去打柴，一次，不慎碰破了足趾，出了一点血，但他却感到头部不痛了。当时，他没有在意。后来，他头痛病复发，又偶然碰破了上次碰过的足趾，头部的疼痛又好了，这次引起了他的注意。所以，以后凡是头痛复发时，他就有意地去刺破该处，结果，都有减轻或抑制头痛的效应。这个樵夫所刺的部位，即是现在所称的人体穴位中的大敦穴。

大敦穴除了可以用来治疗头痛目眩之外，还是用来镇静及恢复神智的要穴。现代人整天工作繁忙，身体疲倦，但是躺在床上却无法入睡，早上醒来神不清、气不爽，身体倦怠，一点儿精神也没有。长此以往，生活步调就会趋于混乱，烦恼之事就会越来越多，身体各方面的病证就会不断涌现，最终会导致歇斯底里或神经衰弱。如果经常按摩大敦穴可有效缓解精神紧张引起的焦躁情绪。

此外，大敦穴还是古代的医家公认的治疗疝气的特效穴。针灸大成之作《玉龙歌》说："七般疝气取大敦。"《胜玉歌》也道："灸罢大敦除疝气。"此穴为木经木穴（肝经属木），疏肝理气作用最强，善治因气郁不舒引起的妇科诸症；同时还是治疗男子阳痿、尿频、尿失禁的要穴。"病在脏者取之井"，若为慢性肝病，大敦穴更是必不可少的治疗与保健要穴。

☞ 足厥阴肝经其他常用穴位快速取穴

穴位名	取 法	主 治
中封	足背部，当足内踝前，商丘穴与解溪穴的连线之间，胫骨前肌腱的内侧凹陷处	遗精、小便不利、尿路感染、疝气腹痛、腹胀、腰足冷痛、内踝肿痛等
蠡沟	小腿内侧，当足内踝尖上5寸，胫骨内侧面中央	性欲亢进、月经不调、功能性子宫出血、疝气、小便不利、精神疾病、心悸、小腹胀满、腰背拘急、下肢痛等
中都	小腿内侧，当内踝尖上7寸，于胫内侧面的中央	疝气、产后恶露不尽、功能性子宫出血、腹胀、腹痛、泄泻、膝痛、下肢麻痹疼痛、足软无力等
章门	侧腹部，当第11肋游离端的下方处	高血压、胸痛、肋痛、腹胀、腹痛、肠鸣、泄泻、呕吐、神疲肢倦、黄疸、胸闷、烦躁、气短、腰酸痛等
期门	胸部，当乳头直下，第6肋间隙，前正中线旁开4寸	胸胁胀满、呕吐、呃逆、吞酸、腹胀、泄泻、咳喘、尿潴留、高血压、心痛等

第十三章

足少阴肾经

足少阴肾经对应肾，肾是人体的生命之源，具有生精养精的作用。由于肾经对应的十二时辰为酉时（17 点至 19 点）。此时，正是工作完毕需稍事休息之时，因此保养肾经应不宜过劳。

❀ 认识足少阴肾经

　　足少阴肾经是足三阴经中排在最后的一条经脉，简称肾经。关于足少阴肾经的循行，《灵枢·经脉》中是这样记载的："肾足少阴之脉，起于小趾之下，斜趋足心，出于然谷之下，循内踝之后，别入跟中，以上腨内，出腘内廉，上股内后廉，贯脊属肾，络膀胱；其直者，从肾，上贯肝、膈，入肺中，循喉咙，挟舌本；其支者，从肺出，络心，注胸中。"其大意就是说：足少阴肾经的循行起于足小趾下面，斜行于足心（涌泉穴）出行于舟骨粗隆之下，沿内踝后缘，分出进入足跟，向上沿小腿内侧后缘，至腘内侧，上股内侧后缘，入脊内（长强穴），穿过脊柱，属肾，络膀胱。本经脉直行于腹腔内，从肾上行，穿过肝和膈肌，进入肺，沿喉咙，到舌根两旁。本经脉一分支从肺中分出，络心，注于胸中，至此脉气与手厥阴心包经相交。足少阴肾经主要穴位如图 12 所示。

　　肾经的循行穴位起于涌泉，止于俞府，有然谷、太溪、大钟、水泉、照海、复溜、交信、筑宾、阴谷、横骨、大赫、气穴、四海、中注、肓俞、商曲、石关、阴都、通谷、幽门、步廊、神封、灵墟、神藏、彧中，共 27 穴，左右共 54 穴。其中涌泉、太溪、然谷穴等都是肾经上的重要穴位。

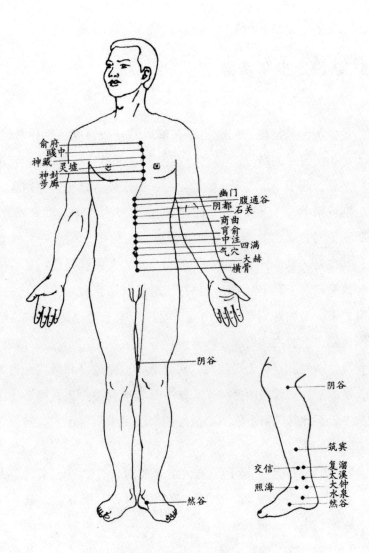

图 12　足少阴肾经主要穴位图

潜伏在足少阴肾经上的疾病

毋庸置疑，肾经是属于肾的，故与肾脏有着密切的关系，肾是脏腑阴阳之本、生命之源，在人体中占有十分重要的地位。若肾经发生病变，人体就会表现出各种症状，如饥饿而不想进食，脸色发黑发暗，咳嗽，痰液有时带血，气短、呼吸困难，口中灼热发干、喉咙肿痛，腹泻，站起时感到头晕、两眼昏花、视物模糊不清，心慌、恐惧等。所以经常保持肾经的经气旺盛、气血通畅是维持肾脏健康的首要条件，对于养颜、保持旺盛的精力、维持其他脏腑的正常功能以及性生活的和谐等都有裨益。

涌泉穴，人体的养生大穴

涌泉穴位于脚底中线前三分之一交点处，即当脚屈趾时，脚底前凹陷处，它是人体足少阴肾经上一个非常重要的穴位。《黄帝内经》上说："肾出于涌泉，涌泉者足心也。"意思是说：肾经之气犹如源泉之水，来源于足下，涌出灌溉周身四肢各处。所以，涌泉穴在人体养生、防病、治病、保健等各个方面均有重要作用。因此，涌泉穴被历代养生家视为养生的要穴。《达摩秘功》也将此穴列为"延寿十五法"之一。

利用按摩涌泉穴来进行养生保健的历史由来已久。据史料记载，宋代的苏东坡不仅是位文学大家，而且还是位养生家。一次，东坡在好友佛印那里谈天说地，酌酒吟诗，不觉已过半夜，看看天色已晚，便索性在寺里住下了。晚上苏轼脱去衣帽鞋袜，上床闭目盘膝而坐，先用右手按摩左脚心，接着又换左手擦右脚心。睡在对面床上的佛印见状，便打趣道："学士打禅坐，默念阿弥陀，想随观音去，家中有老婆。奈何！"东坡擦毕脚心，遂张开双目，笑答道："东坡擦脚心，并非随观音，只为明双目，世事看分明。"原来东坡居士所擦脚底，正是足少阴肾经涌泉穴的所在。东坡称此法能使面色红润，腰足轻快，终不染疾，所以日常总把它当作一门功课来做。

元朝李冶的《敬斋古今》卷六里也曾介绍过摩擦涌泉穴，说涌泉穴在足底心，人的湿气，皆从此入，所以平时得闲，理应多按摩此穴。当时有"乡人郑彦如，自太府丞出为江东仓使，足弱不能陛辞，枢笏黄继道教以此法，逾月即能跪拜"，可见疗效之速。此外，李冶又见士人丁致远患脚病半年，起初连床也不能下，后来遇一道者教他这种按摩脚心的方法，久之下来，也告愈了。

对于按摩涌泉穴的好处，还有歌诀为证："三里涌泉穴，长寿妙中诀。睡前按百次，健脾益精血。能益气精神，诃护三宝物；识得其中趣，寿星随手摘。"可见，经常按摩涌泉穴，人体便可以肾精充足、耳聪目明、精力充沛、性功能强盛、腰膝壮实不软、行走有力。

古人认为肾藏精，精生血，说明血的生成，本源于先天之精。化生血液以营养毛发。人的元气源于肾，乃由肾中精气所化生。元气为人体生命运化之原动力，能激发和促进毛发的生长。《素问·六节脏象论》中说"肾者……其华在发"，说的就是这个意思。可见要想使自己的秀发飘逸有光泽就要注意补肾，而补肾最好的办法就是按摩涌泉穴。因此，常按涌泉穴对于维护头发的健康秀美亦有非常重要的作用。

刺激涌泉穴最常见的保健手法有：搓、摩、敲、踩。其中最简单、最易操作的手法是踩；也可坐在椅子上，用脚底转动网球，按摩脚底穴位；或穿用根据人体脚部穴位设计的按摩鞋、拖鞋，尤其是在涌泉穴处放置药片的保健鞋，可在行走、办公、做家务的同时起到按摩保健的作用。一般来说，按摩涌泉穴可在每晚临睡前，洗脚后坐于床上，将两手搓热。然后，先用右手握右足。用左手中指、食指两指擦右足涌泉穴 100 次；再用左手握左足，用右手中指、食指两指擦左足涌泉穴 100 次。按摩的力道以穴位处有酸胀感为宜。

此外，按摩涌泉穴还能防治神经衰弱、失眠、高血压、晕眩、焦躁、糖尿病、过敏性鼻炎、更年期障碍、妇科病、怕冷症、肾脏病等各种疾病，尤其是老年性的哮喘、腰腿酸软、便秘等病具有十分明显的效果。

🐚 咽喉疼痛，按揉照海穴有效果

"照"，是阳光照射之象；"海"，为水归聚之处。江海为百谷之王，水泉虽迁，终归于海。所以称之为"照"，因肾为水火之脏，肾经经水在此穴大量蒸发。穴在内踝之下，为阴跷脉所生，足少阴脉气归聚处。因该穴处脉气明显，阔大如海，故名"照海"。照海穴取穴，需正坐，两足心对合，当内踝下缘凹陷处，上与踝尖相直是穴。

照海穴属足少阴肾经，足少阴肾经所过咽喉，肾为音声之根。照海乃是足少阴肾经之穴，又为八脉交会穴，通阴跷脉。而阴跷脉起于照海，上至于咽喉。肾经寻咽喉，所以可以治疗与咽喉相关的病证，如咽炎、扁桃腺炎等症。

揉按照海穴还对治疗肾虚牙痛十分有效。肾虚牙疼通常表现为：牙齿隐隐作痛或微痛，牙龈微红、微肿，久则龈肉萎缩，牙齿浮动，咬物无力，午后疼痛加重。全身可兼见腰膝酸软，头晕眼花，口干不欲饮，舌质红嫩，脉多细数。揉按照海穴治疗肾虚牙痛时需注意：充分暴露患者照海穴，用指按揉患者照海穴，加压逐渐增大，以患者能耐受为度，一般10分钟左右即可见效。

除此以外，照海穴还可用于治疗泌尿系疾病及妇科病，如小便频数、小便不通，月经不调、痛经、带下病，前、后二阴病等。

🦋 补肾回阳就从太溪穴开始

太溪穴位于足内侧，内踝后方与脚跟骨筋腱之间的凹陷处，用手指按揉有微微的胀痛感。太溪，是足少阴肾经的输穴和原穴，输穴就是本经经气汇聚之地，是古代医籍中记述的"回阳九穴"之一，具有明显提高肾功能的作用。原穴就是肾脏的原气居住的地方，肾经的原发力、原动力都在这里。太溪穴合二为一，所以太溪穴处肾经的经气最旺。它具有滋肾阴、补肾气、壮肾阳、理胞宫的功能。也就是说，生殖系统、肾阴不足诸证、腰痛和下肢功能不利的疾病此穴都能治。《经穴解》上说："穴名太溪者，肾为人身之水，自涌泉发源；尚未见动之形，溜于然谷，亦未见动之形，至此而有动脉可见。溪乃水流之处，有动脉则水之形见，故曰太溪。"

太溪穴重在补肾，具有明显提高肾功能的作用。特别是对患有慢性肾病，同时表现为浮肿、腰酸腿冷、浑身乏力的患者效果最为明显。在肾经的流注时间，即 17 点至 19 点时按摩的效果最佳，按揉时可用对侧手的拇指按揉，也可以使用按摩棒或光滑的木棒按揉；按揉的力度，除了要有酸胀的感觉之外，还要有麻麻的感觉。

刺激太溪穴可以温肾阳，故对手脚冰冷者也极其有效。很多女性朋友长年手脚冰冷，据有关数据统计，女性每两个人中就有一个是此症的受害者。有的严重者甚至因此而得失眠症，或引起月经不调和痛经，还有的手脚冰冷者甚至难以怀孕。手脚冰冷有的是低血压或贫血引起的，而有的则是体内虚寒、肾阳不足引起的。体内虚寒、肾阳不足者，气血流到四肢，已经是强弩之末了，自然也就无法给手脚带来温暖。对于这类患者，最好的方法就是每天临睡前在太溪穴处进行艾灸，用间接灸、线香灸刺激，皆有疗效。

用艾条灸穴位的方法是：把点燃的艾条靠近穴位，以能明显感觉到烫为宜，感觉到很烫的时候就要移开一点。太溪穴吸收了艾灸的热量，就可以驱除体内的寒气，温暖肾经，补充体内的热量和阳气，体内的寒气被驱除了，肾阳充足了，气血就可以流注到四肢，手脚自然就暖和了。因此，体质寒凉的人，不妨通过常灸太溪穴，让温暖的生机进入寒体之内，消融体内的"冰雪"。如果是在白天，还可在该穴位上贴上王不留行籽，这样，即可长时间保持穴位疗效。若能同时并用次髎、涌泉、三阴交穴，则效果更好。

第十四章

养经络一定要顺时而行

中医主张"天人合一"，人体作为大自然的一部分，是遵循自然规律而形成的。古代医家发现，人体的气血正是按十二时辰的阴阳消长有规律地流注于十二经脉之中，同时人体各脏腑的功能也会随时间的推移而发生相应的变化，所以人体的十二正经与十二时辰可以说是一一对应的，因此形成了子午流注的养生理论。

❦ 子午流注时辰经脉对应原则

从字面看，"子午流注"是由"子午"和"流注"组成的，以子午言时间，以流注喻气血。具体地说，"子"和"午"是十二地支中的第一数和第七数，是时间的两个极点，它们分别表示两种相反相成、对立统一的范畴或概念，是我国古代用来计时、标位以及记述事物生长化收藏等运动变化过程或状态的符号。"流"、"注"两字，乃表示运动变化的概念，"流注"从狭义来说，是形容自然界水的流动转注。《诗经》："如川之流，丰水东注"即为此意。这里借用"流注"是指人体经络中气血的流行灌注。顾名思义，子午流注就是时空和运动的统一，是中国古代天人合一理论在传统生命科学上的体现。

可以说，子午流注把人的十二条经脉在十二个时辰中的盛衰规律，有序地联系起来，又通过人体的五脏六腑与十二经脉相配的关系预测出某脏腑经络的气血在某个时辰的盛或衰，环环相扣。按照气血的盛或衰来进行治病养生，使治病养生都有了更强的针对性，从而达到事半功倍的效果。下面，我们就依据子午流注原理，为大家详细介绍十二时辰与十二经络及脏腑的对应关系。

1. 子时（23点至1点）

胆经旺，胆汁需要新陈代谢。人在子时入眠，胆方能完成代谢。"胆有多清，脑有多清"。凡在子时前入睡者，晨醒后头脑清晰、气色红润。反之，子时日久不入睡者面色青白，易生肝炎、胆囊炎、结石一类病证。

2. 丑时（1点至3点）

肝经旺，养血。"肝藏血"。人的思维和行动要靠气血的支持。废旧的血液需要淘汰，新鲜血液需要产生，这种代谢通常在肝经最旺的丑时完成。《素问·五脏生成》篇曰："故人卧血归于肝。"此时安静入眠，血液大量回肝，肝内血液充足，肝经旺盛，可维护肝的疏泄功能，使之冲和条达，充分发挥解毒滤过的作用。此时熟睡，胜过其他时间。如果丑时不入睡，肝还在输出能量支持人的思维和行动，就无法完成新陈代谢，所以丑时久不入睡者，面色青灰，情志倦怠而易躁怒，易生肝病。

3. 寅时（3点至5点）

肺经最旺，将肝贮藏解毒的新鲜血液输送到百脉。《素问·经脉别论》说："脉气流经，经气归于肺，肺朝百脉，输精于皮毛。"血的运行要依赖气的推动，肺主呼吸调解着全身的气机，此时肺经旺盛，有助于肺气调节和输布血液运行全身。所以人在清晨面色红润，精力充沛，迎接新的一天到来。

4. 卯时（5点至7点）

大肠经旺，有利于排泄。"肺与大肠相表里"。寅时（上一个时辰）肺经最旺，肺将充足的新鲜血液布满全身，紧接着促进大肠经进入兴奋状态，吸收食物中水分与营养，排出渣滓。此时可多饮水使大肠充分吸收水分，促进排泄；排泄结束后，可做提肛运动，有利于治疗便秘、痔疮、脱肛等病。

5. 辰时（7 点至 9 点）

胃经旺，有利于消化。此时胃部吸收营养的能力增强，需要进食吸收充足的营养，也正是人们进食早餐的时间。所以说，早餐要吃好。

6. 巳时（9 点至 11 点）

脾经旺，有利于吸收营养、生血。"脾主运化，脾统血"。脾为气血生化之源，与胃统称为后天之本，是消化、吸收、排泄的总调度，又是人体血液的统领。脾经旺盛时可运化水谷，升清化浊，为身体提供气血营养。"脾开窍于口，其华在唇"。脾的功能好，消化吸收好，气血充盈，唇色红润。

7. 午时（11 点至 13 点）

心经旺，有利于周身血液循环。《素问·痿论》曰："心主身之血脉"，"心主神明，开窍于舌，其华在面"。心经旺盛，推动血液运行，养神、养气、养筋。此时是气血运行的最佳时期，不宜剧烈运动，应在午时小憩片刻，宜于养心，可使下午乃至晚上精力充沛。

8. 未时（13 点至 15 点）

小肠经旺，有利于吸收营养。《素问·灵兰秘典论》曰："小肠者，受盛之官，化物出焉。"是说小肠接收经胃初步消化的食物，并进一步泌别清浊，把水液归于膀胱，糟粕送入大肠，将水谷化为精微。小肠经在未时对人一天的营养进行消化吸收。

9. 申时（15 点至 17 点）

膀胱经最旺。膀胱贮藏水液和津液，水液排出体外，津液循环在体内。若膀胱有热可致膀胱咳，即咳而遗尿。申时人体温较热，阴虚的人尤为突出，在这个时间滋肾阴可调此证。

10. 酉时（17 点至 19 点）

肾经最旺。"肾藏生殖之精和五脏六腑之精，肾为先天之根"。经过申时的人体泻火排毒，肾在酉时进入贮藏精华的时辰。肾阳虚者酉时补肾阳最为有效。

11. 戌时（19 点至 21 点）

心包经最旺。"心包为心之外膜，附有脉络，气血通行之道。邪不能容，容之心伤"。心包是心的保护组织，又是气血通道。心包戌时兴旺可清除心脏周围外邪，使心脏处于完好状态。心发冷者戌时补肾阳；心闷热者戌时滋心阴。

12. 亥时（21 点至 23 点）

三焦经最旺。三焦是六腑中最大的腑，有主持诸气、疏通水道的作用。亥时三焦通百脉。人如果在亥时睡眠，百脉可休养生息，对身体十分有益。可惜现代人能做到的很少，亥时百脉皆通，所以可以用任何一种进行调理。《灵枢》中说：经脉流行不止，与天同度，与地同纪。

子时：照顾好胆经是最好的进补

足少阳胆经（简称"胆经"）是人体循行线路最长的一条经脉，它从人的外眼角开始，沿着头部两侧，顺着人体的侧面向下，到达脚的第四、五趾，几乎贯穿全身。胆经的当值时间在子时，也就是夜里 23 点到凌晨 1 点这段时间。经常熬夜的人都有体会，到夜里 11 点钟的时候，觉得很有精神，还经常会觉得有点饿，其实这就是胆经当令，阳气开始生发了。然而，我们一定要注意，不要觉得这个时候精神好就继续工作或者娱乐。

《灵枢·营卫生会》指出："夜半为阴陇，夜半后而为阴衰。"夜半就是子时，阴陇即阴气极盛。也就是说，在子时人体的阴气最盛，过了子时阴气开始转衰，阳气开始生发，正所谓"日入阳尽，而阴受气，夜半而大会，万民皆卧，命曰合阴"。阳主动，阴主静，此时最需要安静，安静就是要熟睡。不过，很多此时还未睡觉的人可能会觉得特别精神，其实这不是自己的精神特别好，而是阳气生发的表现。这时候，如果不睡觉的话，阳气就生发不起来，阳气无法生发，阴气必然也无法收藏，阴阳失调带来的只能是身体疾病丛生，难得安宁。所以，要想获得健康，在这之前就应该收起自己的心情，平静下来，准备入睡，这样才能与自然界秋收、冬藏的规律相适应。

事实上，我们大家都知道，23 点之前上床睡觉对身体有利，但能做到的人却寥寥无几。说到底，还是不明白过了这个时间不睡觉到底对身体有多大的伤害。人们常说，万物生长靠太阳，其实人也一样，靠的就是阳气的温煦保护。阳气不足，表现在脏腑上就是肾阳虚，脾阳虚，身体气血瘀滞不前，对食物的运化能力不足，整个身体处于一种阴暗潮湿的环境当中，湿浊内聚，疾病丛生，连性格都会变得"内有忧愁暗恨生"，而 23 点之前不睡觉就是对阳气最大的伤害。

当然，23 点之前睡觉这个说法还不太准确，应该是在 23 点的时候进入相对沉睡的状态。如果你入睡非常容易，倒下 3 分钟就能睡着，那么不妨在 22：55 上床；而如果你需要半个小时才能睡着，那么就得在 22：30 之前上床了。有的人觉得夜里工作质量是最高的，知道了上面的道理，你还会用人体最宝贵的东西——健康来换工作吗？如果你曾经有熬夜的习惯，而知道其中的危害之后想要改正，不妨根据自己的情况定一个固定时间，每天一到这个时间就上床，慢慢就会把这个坏毛病调整过来了。

现代社会生活压力大，有人经常失眠，到晚上该睡觉的时候，反倒精神亢奋，怎么也睡不着，即使能睡一小会儿也是不停地做梦，很累很痛苦，更不用说养住阳气。其实这多是由于心肾不交造成的，心属火，肾属水，水火不相容，也就是说你的体内水和火正在交战、对峙，而火占了上风，扰动着你的头脑，让你处于兴奋的状态，自然睡不着，所以治疗这种失眠应该是让肾水上去，让你平静下来，才会有良好的睡眠。

造成失眠的原因也可能是晚饭吃得太多，元气和气血都用来消化食物了，没有充足的阳气和丰盈的气血，人是肯定睡不好的。所以，晚上一定要少吃，不要消耗过多的阳气，这样才能保证睡眠。除此之外，还可以拍胆经。由于子时已经睡觉了，拍胆经的时间可以提前一些。胆经在人体的侧面，拍的时候从臀部开始一直往下就可以了，每天拍够三百下。

丑时：养肝经如同养护树木

足厥阴肝经（简称"肝经"）有 14 个穴位，从下往上走，起于大脚趾内侧的指甲缘，向上到脚踝，然后沿着腿的内侧向上，在肾经和脾经中间，绕过生殖器，最后到达肋骨边缘止。肝经和肝、胆、胃、肺、膈、眼、头、咽喉都有联系，所以虽然循行路线不长，穴位不多，但是作用很大，可以说是护卫我们身体的大将军。

凌晨 1 点到 3 点是肝经当值的时间，这个时段是肝脏修复的最佳时间，我们的思维和行动都要靠肝血的支持，废旧的血液需要淘汰，新鲜血液需要产生，这种代谢通常在肝脏气血最旺的丑时完成，而且这个时候人体的阴气下降，阳气上升，所以我们一定要配合肝经的工作，好好地休息，让自己进入深度睡眠的状态，只有这样才能够使肝气畅通，让人体气机生发起来。另外，虚火旺盛的人在这个时候熟睡，还能够起到降虚火的作用。

　　肝经出现问题，人体表现出来的症状通常是：腹泻、呕吐、咽干、面色晦暗等。《黄帝内经》认为肝是将军之官，是主谋略的。一个人的聪明才智能否充分发挥，全看肝气足不足。而让肝气充足畅通，就要配合肝经的工作。有些人经常会失眠，这可能就是肝经出问题了。中医里讲心主神、肝主魂，到晚上的时候神和魂都该回去的，但是神回去了魂没有回去，这就叫"魂不守神"，解决办法就是按摩肝经，让魂入肝。

　　按摩肝经最好的时间是肝经当值的时候，也就是在肝经气血最旺的时候，这个时候人体的阴气下降，阳气上升。但是，我们又不可能在凌晨 1 点到 3 点的时候起来按摩肝经，怎么办呢？我们可以在晚上 19 点到 21 点的时候按摩心包经，因为心包经和肝经属于同名经，所以在 19 点到 21 点时按摩心包经也能起到刺激肝经的作用。

　　在现实生活中，有些人喜欢看电视看到很晚，甚至到了夜里一两点都不睡觉，事实上，这是非常伤肝血的，久而久之，各种疾病就会找上门了。在《黄帝内经》中有"五劳"之说："久视伤血，久卧伤气，久坐伤肉，久立伤骨，久行伤筋。"其中，"久视伤血"是指"肝开窍于目"而"肝受血而能视"。事实上，不仅是看电视，看书、看报纸也一样，如果人们习惯于长时间地全神贯注看书读报，而且也不配合适当的休息与身体活动，或没有得到睡眠等因素的调节，久而久之，可导致血虚证等。精、气、神全力贯注的"视"，本身也是一种艰苦的劳动。在日常学习、工作和生活中，由于久视而缺乏活动常会出现面白无华或萎黄或自觉头晕眼花等血虚证，实是"久视伤血"之理也。

那么，我们应该如何应对呢？当然就是要"适视养血"了。如果我们适当地看些有益的书籍、画报、电视以及山水风景等，可以使自己的精神愉快，心情舒畅，脾胃健运，食欲旺盛，血液生化也就充盛。这就是"适视养血"的道理。对于电视谜们来说，看电视必须要有节制，不能长时间地看电视，尤其不看电视不能到丑时。持续看电视1小时，需要让眼睛休息、看远处10分钟左右。每天看电视时间累计不宜超过4小时。

寅时：娇生惯养的肺经可以这样养

手太阴肺经（简称"肺经"）是人体非常重要的一条经脉，它起于中焦，向下络于大肠，然后沿着胃口，穿过膈肌，属于肺脏；再从肺系横出腋下，沿着上臂内侧下行，走在手少阴、手厥阴经之前，下向肘中，沿前臂内侧桡骨边缘进入寸口，上向大鱼际部，沿边际，出大指末端。它的支脉交手阳明大肠经。

凌晨3点到5点，也就是我们所说的寅时，这时肝经已经"下班"了，轮到肺经当令了。在中医当中，肺经是非常重要的，人体各脏腑的盛衰情况，必然会在我们的肺经上有所反映。另外，我们身体的经脉是从肺经开始的，正月也是从寅时开始的，这就告诉我们一年真正的开始是寅时。我们知道，人体的气机都是顺应自然的，而寅时也正是阳气的开端，是人从静变为动的一个转化的过程，所以此时我们需要有一个深度的睡眠。

我们知道，肺是人体最娇贵的脏器，因此有人又称之为"娇脏"。《素问·宣明五气》篇中说："五脏所恶……肺恶寒。"肺既为娇脏，又"恶寒"，所以当寒邪自口鼻皮毛而入时，肺首当其冲。在凌晨三点多的时候，肺经开始值班，开始输布身体的气血，而此时已经到了后半夜，寒邪下注，室内暑湿上蒸，二者相交在一起，这时寒气就很容易从呼吸系统进入肺部，进而侵入人体，导致人体经脉阻滞、气血不通，出现腹部疼痛、呕吐、不思饮食、腹泻等症状。

因此，我们一定要在寅时保护好自己的肺，不使之受到寒气侵袭。这就要求我们在睡觉前一定要关好门窗，即使要用空调或电扇，也一定要事先调好时间，确定它在凌晨三点之前关掉。但如果天气太热，这时可以先将空调打开，然后在入睡前冲个澡。冲完澡后立即上床，并将空调关掉。此时温度较低，人也会很快入睡，等到温度回升时，基本上就已经睡熟了。另外，洗澡也可以起到养肺的功效。因为皮毛为肺的屏障，洗浴可促进气血的循环，使肺与皮肤的气血流畅，从而达到润肺、养肺的目的。

我们已经知道，早上3点到5点是肺经当令的时段，是需要深度睡眠的，但很多老年人这时会莫名其妙的醒来，然后很长一段时间翻来覆去睡不着，这是怎么回事呢？很多人可能觉得，人老了，睡不好觉很正常。真是这样吗？《灵枢·营卫生会》中说：

"老者之气血衰,其肌肉枯,气道涩,五脏之气相搏,其营气衰少而卫气内伐,故昼不精,夜不瞑。"意思很明显,老年人气血衰弱,肌肉得不到足够的滋养,从而导致气道滞涩,五脏之气耗损,对内供养不足,对外抵抗力下降,于是晚上难以入眠。

在寅时,肺经的布输气血,而如果气血不足的话,就会影响到某些器官气血的正常流通。那么,这个时候我们应该怎么办呢?中医有"津血同源"的说法,所以此时可练练"赤龙绞海"法,即可化生气血,又可益肺,对肾脏也很有好处,可谓一举多得。

"赤龙搅海"功法如下。

(1)舌舔上腭:闭目冥心,舌尖轻舔上腭,调和气息,舌端唾液频生。当津液满口后,分3次咽下,咽时要汩汩有声,直送丹田。如此便五脏邪火不生,气血流畅,百脉调匀。

(2)赤龙搅海:舌在口腔内舔摩内侧齿龈,由左至右、由上至下为序划18圈;然后,舌以同一顺序舔摩外侧齿龈18圈;共计36圈。此法固齿,健脾胃,轻身,祛病。

(3)鼓漱华池:口唇轻闭,舌在舌根的带动下在口内前后蠕动。当津液生出后要鼓漱有声,共36次。津液满口后分3次咽下,并用意念引入丹田,此谓"玉液还丹",即玉液灌溉五脏,润泽肢体。

(4)赤龙吐芯:抬头闭口,然后突然把口张大,舌尖向前尽量伸出,使舌根有拉伸感觉。在舌不能再伸长时,再用力把舌缩回口中并闭口。如此一伸一缩,面部和口舌随之一紧一松,共做

9 次。每日次数不限。此法不但利五脏养颜面，尤其可平滑前颈部皱纹。

卯时：只有大肠经通了肠道才通畅

　　手阳明大肠经（简称"大肠经"）起自食指桡侧顶端，沿着食指桡侧上行，经过第一、二掌骨（食指拇指延伸到手掌的部分）之间，进入两筋（跷起拇指出现的两条明显的肌腱）之中，向上沿前臂桡侧进入肘外侧（曲池），再沿上臂前外侧上行，至肩部（向后与脊柱上的大椎穴相交，然后向下进入锁骨上窝，络肺脏，通过膈肌，属大肠）。其分支从锁骨上窝走向颈部，通过面颊，进入下齿槽，回过来夹口唇两旁，在人中处左右交叉，上夹鼻孔两旁（迎香）。

　　卯时，气血运行到大肠经，大肠经的功能在这时最兴奋。大肠的主要功能是传化糟粕，这很好理解，大肠接受小肠的食物残渣，吸收多余的水分，形成粪便。就是在早上的 5 点至 7 点，大肠的蠕动在一天中这个时候是最快的，于是人产生了便意，理所当然应该排出；如若没有便意，也不妨在马桶上坐坐，久而久之，便会形成一种条件反射，每天一到这个时候就会有排便的欲望。相反的话，如果你早上起来，不按时"蹲坑"的话，不养成按时排便的习惯，长此以往，就会便秘，肚子里的残渣毒素不能及时排出，导致肥胖及各种不健康的状态。

　　跟大肠经关系密切的五官有：脸、下牙、鼻子。一些脸上黄褐斑的人，通常会伴随便秘，因为大便不通，体内的垃圾、毒素就不能正常排出体外，就会堆积，这样与大肠经关系密切的地方就成了体内之毒瘀积的首选，于是人会长黄褐斑、痤疮、雀斑、酒糟鼻。

　　所以，我们应该经常敲打大肠经，使大肠经的气血保持通畅，这样大肠的功能正常，才能排便正常，才清除体内的毒素、垃圾。大肠经很好找，只要把左手自然下垂，右手过来敲左臂，一敲就是大肠经。拍打手阳明大肠经，手握空拳（微握拳，不必太用力），从手腕开始，沿着大肠经的行径路线从下往上敲（因为大肠经的气血行走方向是从下往上、从手走头的）。坐在椅子上，右臂弯曲伸向左侧，把手放在左侧大腿上，然后用右手从手腕开始往上去拍打，经肘部，直到肩部。同样的方法，左手握空拳拍打右臂，拍打的手法不要太重，一只手拍打六分钟即可，然后换手，用右手拍打左臂，一定要把整条经都拍到。敲时有酸胀的感觉，敲到曲池穴时多敲一会儿，曲池穴就在大肠经上肘横纹尽头的地方。

　　什么时候敲打大肠经比较好？气血的循行在十二时辰里面各有旺衰，大肠经对应卯时，也就是早上的 5 至 7 点敲打大肠经最好。一般有早起习惯的人可以做到，如果没有早起的习惯，那就往下推 1 个时辰，在同名经经气旺的时候进行敲打，也就是足阳明胃经旺时——辰时，也就是上午 7 点至 9 点，这就是所谓的

"同气相求"。

每天坚持拍打大肠经一次，保持大肠经气血的旺盛通畅，这样你的身体内外的很多健康问题都能迎刃而解。首先，大肠经通畅了，排泄功能正常，身体就不会堆积太多垃圾废物，也不会给身体留下太多毒素，脸上不会长各种斑点，各脏器不被毒素侵袭，保持健康，预防衰老。其次，拍打大肠经还有一个最现实的好处，可以缓解或消除手臂的酸胀疼痛，这样身体的痛苦解决，心情也会变得愉悦。

辰时：胃经"瓜分"食物的最佳时刻

足阳明胃经（简称"胃经"）是人体经络中分支最多的一条经络，有两条主线和四条分支，主要分布在头面、胸部、腹部和腿外侧靠前的部分。它起于鼻旁，沿鼻上行至根部，入于目内眦，交于足太阳膀胱经；沿鼻外侧下行至齿龈，绕口唇，再沿下颌骨出大迎穴；上行耳前，穿过颌下关节，沿发际至额颅。它的支脉从大迎穴下行，过喉结入锁骨，深入胸腔，穿过横膈膜，归属胃，并与脾相络。它的另一支脉直下足部二趾与中趾缝，此支又分两支，一支自膝膑下三寸分出，下行至中趾外侧，一支从足背分出，至大趾内侧，交足太阴脾经。

胃经在辰时当令，就是早晨的 7 点到 9 点之间，一般这段时间大家都非常忙碌，赶着去上学、上班，但是不管多忙，早饭都一定要吃好，而且最好是在这段时间吃。因为这个时候太阳升起来了，天地之间的阳气占了主导地位，人的体内也是一样，处于阳盛阴衰之时，所以，这个时候人就应该适当补阴，食物属阴，也就是说应该吃早饭。事实上，这个时候吃早饭最能提升胃气了。

金代名医李杲在他的《脾胃论》中提出"人以胃气为本"，就是强调胃气在人体生命活动中的重要作用。胃主消化吸收食物的功能，把食物转换成我们人体所需要的营养和能量。胃是人体能量的发源地。在中医的藏象学说中，常以脾升胃降来概括整个消化系统的功能活动。胃气的通降作用，不仅作用于胃本身，而且对整个六腑系统的消化功能状态都有重要影响，从而使六腑都表现为通降的特性。胃与其他的腑，一通则皆通，一降则皆降。在中医学中，对小肠将食物残渣下传于大肠，以及大肠传化糟粕的功能活动，也用胃的通降来概括，将大便秘结也列入胃失通降之证。因此，胃之通降，概括了胃气使食糜及残渣向下输送至小肠、大肠和促使粪便排泄等的生理过程。

清晨 7 点至 9 点这段时间，人体经过一夜的时间，消耗了大量的能量，非常需要在这段时间补充足够的食物以备一天之用，所谓"一天之计在于晨"，一天的早晨是人体阳气升发的时刻，如果没有食物的及时补充，胃气的正常升降，人体的阳气升发不了，就会出现精神萎靡，就像没睡好觉一样，工作效率低下，反应迟钝，人体的各项机能都不能兴奋起来，所以辰时补充食物是非常必要的。再说，如果不吃早饭，胃在这个时候会分泌胃酸，没有进入消化，胃酸就腐蚀人体的胃壁，长此以往就会造成消化道溃疡。所以按时按量的吃早餐是非常必要的。那么，早餐应该怎么吃，吃什么呢？

早餐应该吃"热食"，才能保护胃气。因为早晨的时候，身体各个系统器官还未走出睡眠状态，这时候冰冷的食物会使体内各个系统出现挛缩、血流不畅的现象。也许刚开始的时候，不会觉得胃肠有什么不舒服，但随着时间的推移，你会发现皮肤越来越差，喉咙老是隐隐有痰、不清爽，或是时常感冒，小毛病不断。这就是因为早餐长期吃冷食伤了胃气，降低了身体的抵抗力。

有些人清晨5、6点钟起床，随即就吃早餐。其实，起床后应先喝水，到7点以后再吃早餐比较好。其原因有二：一是在夜间的睡眠过程中，大部分器官都得到了充分休息，唯独消化器官仍在消化吸收晚餐存留在胃肠道中的食物，到凌晨才真正进入休息状态。如果早餐吃得过早，就会影响胃肠道的休息。二是经过一夜睡眠，从排尿、出汗、呼吸中消耗了大量的水分，早晨起床后体内处于一种生理性缺水的状态。因此，人们不必急于吃早餐，而应先饮一杯温开水。这样既可以纠正生理性缺水，对器官也有洗涤作用，有助于改善器官功能。

总之，早饭应该是享用热稀饭、热燕麦片、热羊乳、热豆花、热豆浆、芝麻糊、山药粥等，然后再配着吃蔬菜、面包、三明治、水果、点心等，这就足够了。

🦋 巳时：脾经在尽责地进行食物大分解

上午 9 点到 11 点，这个时候是足太阴脾经（简称"脾经"）当令。脾主运化，指早上吃的食物在这个时候开始运化。如果把胃比做一口锅，吃了饭要消化，那就靠火，把脾胃里的东西一点点腐化掉。那么脾是什么呢？脾的右边是一个卑鄙的"卑"，就像古代的一个烧火的丫头，在旁边加点柴，扇点风，这些东西都会补充到人的身体里。

脾经的循行路线是从大脚趾末端开始，沿大脚趾内侧脚背与脚掌的分界线，向上沿内踝前边，上至小腿内侧，然后沿小腿内侧的骨头，与肝经相交，在肝经之前循行，上股内侧前边，进入腹部，再通过腹部与胸部的间隔，夹食管旁，连舌根，散布舌下。

脾经不通时，人体会表现为下列症状：身体的大脚趾内侧、脚内缘、小腿、膝盖或者大腿内侧、腹股沟等经络线路会出现冷、酸、胀、麻、疼痛等不适感；或者全身乏力，疼痛、胃痛、腹胀、大便稀、心胸烦闷、心窝下急痛等。

比如有的人得了糖尿病，就是脾脏不好，因为胰岛素和脾都是相关的。还有重症肌无力的问题，不要小瞧它，到了老年的时候，每个人都有一些这样的症状，都有点肌无力。有些人年轻的时候是大三角眼，老了就是小三角眼了，这就是脾虚弱的现象。

以上症状都可以从脾经去治，最好在脾经当令的时候按摩脾经上的几个重点穴位：太白、三阴交、阴陵泉、血海等。上午9点至11点正处于人体阳气的上升期，这时疏通脾经可以很好地平衡阴阳。在日常饮食上也要注意多吃清淡的食物，不暴饮暴食，以减轻脾经的负担。

太白穴是脾经的原穴，按揉或者艾灸此穴，对脾虚症状如全身乏力、食欲不佳、腹胀、大便稀等脏腑病有很好的作用，也可以补后天之本，增强体质。太白穴在脚的内侧面，大脚趾骨节后下方凹陷处，脚背脚底交界的地方。

三阴交，又名女三里，只要是妇科病，如痛经、月经不调、更年期综合征、脚底肿胀、手脚冰冷等，刺激这个穴位都能有效，所以有人称它为妇科病的万灵丹。月经开始前5~6天，每天花一分钟刺激本穴，远比生理痛再刺激有效。

人们常说，吃早餐不会发胖，这也和脾主运化有关，如果人体脾的运化功能好的话，就可以顺利地消化和吸收。"巳"在月份对应四月，阳气已出，阴气已藏，山川万物一片葱茏，这是一个利于吸收营养和生血的时刻。

人体自身的脾需要运动，而我们的肌肉也需要运动。在属相里，巳和蛇相对应，蛇在古代就是大蚯蚓，它有钻土的能力，它能够把土地疏松，所以脾就是具有这种功能的。脾经当令时，如果不需要上班，那么到户外去晒晒太阳也是不错的选择。

午时：养心经，就是养护自己的生命

在古代的计时方法当中，我们最熟悉的莫过于子时和午时，如古代的练子午功、睡子午觉，但因为子时正当半夜，我们一般都处于梦乡之中，所以相对来说，我们对"如日中天"的午时会更为熟悉。

午时，就是正午太阳走到天空正中的时候，又叫日中、日正、中午等，即中午 11 点至下午 1 点，是手太阴心经（简称"心经"）的当令时间，也是人体气血阴阳交替转换的一个临界点。以人体气的变化来说，阳气是从半夜子时开始生，午时阳气最亢盛，午时过后则阴气渐盛，子时阴气最为旺盛，所以人体阴阳气血的交换是在子、午两个时辰。明清年间名医陈士铎认为，心经有热则咽干，心经有邪则肋痛、手臂痛、掌中热痛，心脉痹阻则心痛，心经与心紧密相连，养护心经是生死攸关的大事。因此，午时一定要养好心经。

心经起始于心中，出属于心脏周围血管等组织（心系），向下通过横膈，与小肠相联络。它的一条分支从心系分出，上行于食道旁边，连系于眼球的周围组织（目系）；另一条支脉，从心系直上肺脏，然后向下斜出于腋窝下面，沿上臂内侧后边，行于手太阴肺经和手厥阴心包经的后面，下行于肘的内后方，沿前臂内侧后边，到达腕关节尺侧豌豆骨突起处（锐骨骨端），入手掌靠近小指的一侧，沿小指的内侧到指甲内侧末端。

《黄帝内经》中说，当心经异常时，反映到人体的外部症状包括：心胸烦闷、疼痛、咽干、口渴、眼睛发黄、胁痛，手臂一面靠小指侧那条线疼痛或麻木，手心热等。经常在上午 11 点到下午 13 点之间敲心经就可以缓解这些症状，还可以放松上臂肌肉，疏通经络。另外，点揉和弹拨心经上的重点穴位，还可以改善颈椎病压迫神经导致的上肢麻木等，还有治疗失眠的功效。

午时养心经，最好的方法就是睡午觉了。明朝太医刘纯说："饭后小憩，以养精神。"午睡对消除疲劳、增进健康非常有益，是一项自我保健措施。尤其在夏天，日长夜短，晚上往往又很闷热，使人难以入睡，以致睡眠时间不足，白天工作常常会感到头昏脑涨精神不振，容易疲劳，午睡能起到调节作用。

午睡虽然可以帮助人们补充睡眠，使身体得到充分的休息，增强体力、消除疲劳、提高午后的工作效率，但午睡也需要讲究科学的方法，否则可能会适得其反。

（1）午饭后不可立即睡觉。刚吃完饭就午睡，可能引起食物反流，使胃液刺激食道，轻则会让人感到不舒服，严重的则可能产生反流性食管炎。因此，午饭后最好休息 20 分钟左右再睡。

（2）睡前不要吃太油腻的东西，也不要吃得过饱。因为油腻会增加血液的黏稠度，加重冠状动脉病变；过饱则会加重胃消化负担。

（3）午睡时间不宜过长。午睡实际的睡眠时间达到十几分钟就可以了；习惯睡较长时间的，也不要超过一个小时。因为睡的时间过长，人会进入深度睡眠状态，大脑中枢神经会加深抑制，体内代谢过程逐渐减慢，醒来后就会感到更加困倦。

（4）午睡最好到床上休息。理想的午睡是平卧，平卧能保证更多的血液流到消化器官和大脑，供应充足氧气和养料，有利大脑功能恢复和帮助消化吸收。不少人习惯坐着或趴在桌上午睡，这样会压迫身体，影响血液循环和神经传导，轻则不能使身体得到调剂、休息，严重的可能导致颈椎病和腰椎间盘突出，对于实在没有条件又需要午睡的白领，至少也应该在沙发上采取卧姿休息。

此外，午睡之后，要慢慢起来，适当活动，可以用冷水洗个脸，唤醒身体，使其恢复到正常的生理状态。午睡之后要喝果汁，这是补充维生素的时候。这就是刘纯说的："小憩之后喝果汁，以滋血脉。"不要图省事买果汁喝，要自己动手压榨水果。最安全的好喝的水果汁，是梨和苹果等量压榨而成。

未时：充分调动小肠经泌别清浊的功能

手太阳小肠经（简称"小肠经"）的循行路线与大肠经比较相似，只是位置上要比大肠经靠后，从作用上来讲也没有大肠经那么广。它从小指的外侧向上走，沿着胳膊外侧的后缘，到肩关节以后向脊柱方向走一段，然后向前沿着颈向上走，到颧骨，最后到耳朵。

未时，即下午 1 点至 3 点，是小肠经当令。小肠是食物消化吸收的主要场所，如果生活中不注意，造成小肠消化与吸收功能分别或同时减损的话，就会出现肠腔内一种或多种营养物质不能顺利透过肠黏膜转运进入组织而从粪便中过量排泄，引起营养缺乏的一系列症状群。所以，千万不要只顾工作而忘了对小肠的养护。

另外，小肠经与心经相表里，里就是阴，表就是阳，阴出了问题，阳也会出问题，反之亦然。因此，心脏的病最初往往会通过小肠经表现出来，而从小肠经表现出来的心病也可以从小肠经治疗。生活中，有些人一到下午两点多就脸红、心跳。心在五行中属火，没有火不行，但过犹不及，心火烧太大也不行，心火太大脸上就会异常得发红，下午两三点脸色发红就是心火亢盛，以致上行外散的一个表现。对此，教给大家自我一个调治的方法，那就是刺激小肠经上的两个要穴——后溪和前谷。

后溪和前谷是小肠经上前后相邻的两个穴位。后溪穴在两手感情线的末端，手掌的白色皮肤和手背的黄色皮肤的交界处；顺着小肠经的这条线再往前（小指方向）一点，在尺骨茎突与三角骨之间的小窝里就是前谷穴了，找的时候可以把手微握拳，在小指掌指关节横纹外侧端就是，与后溪穴平行。这两个穴位的位置比较特殊，都在手掌的"侧棱"上，可以采用"切菜式"来刺激它，也可以用筷子头或是笔帽点按，每次每个穴位 50 下，两手上的穴位都要刺激，每天 1~2 次，其中 1 次必须在症状发作时的下午两三点钟。因为这个时间正是小肠经气血最旺、功能最好的时候，所以治疗的效果也最好。一般连续治疗一周以上情况就会得到明显的缓解。

通常情况下，人们吃过午饭以后，精神状态就开始走下坡路，特别是下午的两三点钟，即便是中午睡了午觉，整个精力状况也不及早上，并且常常会感到工作很累，全身困乏。尤其对长期使用电脑或是长时间伏案工作的朋友来说，这时候最爱出现脖子、肩膀酸痛，胳膊沉重没劲儿的状况。那为什么颈肩和胳膊在这时候会这么敏感，感觉这么强烈呢？

因为按照中医的经络气血循行理论，下午的 1 点至 3 点是小肠经当班主时，在这段时间里小肠经的气血最为充足。而小肠经的行走路线刚好是沿着手臂经过肩膀，交会于督脉的大椎穴，主线继续往下走，而支脉则沿着脖颈，往上到达面部。在这个时候，强大的气血流就开始冲撞小肠经这条线。"痛则不通"，长时间伏案工作、使用电脑的人，难免胳膊、颈肩这些部位会有气血瘀阻的现象，这样，当强大的气血流冲撞到有瘀阻的地方时，就会出现酸痛的感觉。

这其实是一种好现象，因为它说明你经络里的气血还比较足，有力量去冲撞、疏通瘀阻的地方。如果气血已经非常虚弱无力了的话，那么问题可能就不是这么简单了。虽然这是好现象，但它给我们的感觉毕竟是酸痛，是不舒服，甚至会影响我们的工作。

在这里，告诉你一个安全、有效、省时、省钱的妙招，就是敲小肠经。首先，沿着手三阳经按揉、推抒和拿捏。因为手三阳经的走向是从手到头，循行的路线经过颈肩部，所以循经按揉拿捏可以很好地疏通这些经的经气，放松沿行的肌肉等软组织，消除肌肉的僵硬感。其次，可以点揉穴位：曲池有通经活络的作用；然后就是肩井，按压肩井可以很好地缓解颈肩部的肌肉紧张；还有天宗，点揉天宗能够放松整个肩胛部的紧张感和疲劳感。如果方便的话，最好两个人再相互推一下背部，基本上是沿着足太阳膀胱经的循行路线由一侧从上往下推，然后从对侧从下向上按摩，力量可以由轻到重。注意从上往下推时力量可以加重，从下往上按摩时力量一般不需太大。这样反复操作 5 分钟左右，就能感觉到整个背部有一种温热感直透到皮下，肌肉紧张造成的酸痛感觉很快就消失了。

✿ 申时：多喝水，让膀胱经保持持久活力

在中医里，足太阴膀胱经（简称"膀胱经"）号称太阳，是很重要的经脉，它起于内眼角的睛明穴，止于足小趾尖的至阴穴，交于足少阳肾经，循行经过头、颈、背、腿、足，左右对称，每侧 67 个穴位，是十四经中穴位最多的一条经，共有一条主线，三条分支。本经腧穴可主治泌尿生殖系统、神经系统、呼

吸系统、循环系统、消化系统的病证及本经所过部位的病证。例如：癫痫、头痛、目疾、鼻病、遗尿、小便不利及下肢后侧部位的疼痛等症。

因为膀胱经经过脑部，而申时膀胱经又很活跃，这使得气血很容易上输到脑部，所以这个时候不论是学习还是工作，效率都是很高的。古语就说"朝而授业，夕而习复"，就是说在这个时候温习早晨学过的功课，效果会很好。如果这个时候出现记忆力减退、后脑疼等现象，就是膀胱经出了问题，因为下面的阳气上不来，上面的气血又不够用，脑力自然达不到。也有人会在这个时候小腿疼、犯困，这也是膀胱经的毛病。

《黄帝内经》中说：膀胱经有问题人会发热，即使穿着厚衣服也会觉得冷，流鼻涕、头痛、项背坚硬疼痛，腰好像要折断一样疼痛，膝盖不能弯曲，小腿肚疼，股关节不灵活，癫痫、狂证、痔疮都会发作，膀胱经经过的部位都会疼痛，足小趾也不能随意运动。缓解这些症状就要经常在申时刺激膀胱经，但是膀胱经大部分在背部，所以自己刺激时，应找一个类似擀面杖的东西放在背部，然后上下滚动，这样可以有效刺激相关穴位，还能放松整个背部肌肉。也可以在脊柱两旁进行走罐，对感冒、失眠、背部酸痛的疗效很好。在头部，循着膀胱经的循行路线用手指梳头进行刺激，也能够很好地缓解头昏脑涨。

申时（下午3点到5点）由膀胱经"当班"，是身体的新陈代谢的一个高峰。我们知道，膀胱能够排泄尿液，使人体日常的主要废物通过尿液排出，是一个名副其实的排泄通道，如果这时候能多喝点水冲一冲身体的这个"排泄管道"，那就能有效排出体内的毒素，有益于身体的健康。但值得注意的是，我们喝水应该以单纯的白开水为主，或是淡茶水（少放一点茶叶），千万不要把各种饮料、啤酒、牛奶等当开水喝，因为这些的东西实际上是在给肾脏、膀胱增加负担。

另外，膀胱经的有效范围很广，因为膀胱经与很多脏腑有联系，而且因为它分布在后背上有两条直线，线上分布着所有背俞穴，这些穴和脏腑本身的分布位置相对应，是脏腑器官的反应点，就像现在耳穴足疗的反射区一样，调节脏腑的作用很好。那什么时候刺激膀胱经最好呢？足太阳膀胱经的气血申时最旺，即下午15点至17点，这时如果能按摩一下，把气血给疏通了，对人体是很有保健作用的。

这里，再为大家介绍一个简单易行的锻炼膀胱经的方法：面对着墙壁，做下蹲起立的练习。初练时可离墙稍远，随着腰背力量的增加，逐渐缩短足尖与墙的距离，最后足尖抵住墙时仍然能蹲起自如。每天坚持做十分钟即可，这样不仅运动了身体，还可达到了培补膀胱经阳气，使身体精力充足的目的。

❖ 酉时：让我们的肾经从容贮藏脏腑精华

足少阴肾经（简称"肾经"）起于足小趾之下，交于足底心及脚内侧，绕过内踝，沿着小腿及大腿的最内侧，上行至脊骨的最底部，并进入体内，与肾联系，出于盆骨，沿着腹部上行至胸上方（内锁骨处）。另一支脉则在体内从肾上行至肝、横膈膜、肺、喉咙直至舌根部。此外，另一小支脉从肺部分出，与心及心包相连接。

酉时（17点至19点）是肾经当令的时段。人体经过申时泻火排毒，肾在酉时进入贮藏精华的阶段。肾脏的最重要的功能是藏精，这里的精就是精华的意思，即人体最重要的物质基础。肾经是人体协调阴阳能量的经脉，也是维持体内水液平衡的主要经络。酉时养肾，最主要的就是"藏"，即休息、收敛。此时应在工作之后稍事休整，不宜不适宜太强的运动量，也不适宜大量喝水。此时对于肾功能有问题的人而言，在这个时候按摩肾经的穴位，效果最为明显。

酉时是下班的时间，我们应该养成下班之前喝一杯水的习惯，这样可以在身体的排泄高峰值后，在对肾脏和膀胱进行一次清理，从而明显降低残留的毒素对肾脏和膀胱的危害。酉时正是吃晚饭的时间，老年人最好是在17点半之前把晚饭吃完，饮食宜清淡。18点左右，正是肾经气血最旺、功能最稳定的时候，此时开始锻炼，有利于促进饮食的消化吸收，增强脾胃的功能，防止肠胃疾病的发生。特别要注意的是，冬季室内外温差较大，在外进餐后不宜立即出去，否则容易引起风寒头痛，还会增加心脏的供血负担。因此，饭后应坐下来休息一下，20～30分钟以后再开始活动。此外，饭后不要立即饮水，最好饭后半小时再饮水。

下面这套强肾健身操，最适合酉时肾经当令时锻炼。它有补肾、固精、壮腰膝、通经络的作用，只要长期坚持，必然能够补足肾气、健康长寿。其方法如下。

（1）端坐，两腿自然分开，与肩同宽，双手屈肘侧举，手指伸向上，与两耳平。然后，双手上举，以两肋部感觉有所牵动为度，随后复原。连续做 3 至 5 次为一遍，每日可酌情做 3 至 5 遍。做动作前，全身宜放松。双手上举时吸气，复原时呼气，且力不宜过大、过猛。这种动作可活动筋骨、畅达经脉，同时使气归于丹田，对年老、体弱、气短者有缓解作用。

（2）端坐，左臂屈肘放两腿上，右臂屈肘，手掌向上，做抛物动作 3 至 5 遍。做抛物动作时，手向上空抛，动作可略快，手上抛时吸气，复原时呼气。此动作的作用与第一动作相同。

（3）端坐，两腿自然下垂，先缓缓左右转动身体 3 至 5 次。然后，两脚向前摆动 10 余次，可根据个人体力，酌情增减。做动作时全身放松，动作要自然、缓和，转动身体时，躯干要保持正直，不宜俯仰。此动作可活动腰膝，益肾强腰，常练此动作，腰、膝得以锻炼，对肾有益。

（4）端坐，松开腰带，宽衣，将双手搓热，置于腰间，上下搓磨，直至腰部感觉发热为止。此法可温肾健腰，腰部有督脉之命门穴，以及足太阳膀胱经的肾俞、气海俞、大肠俞等穴，搓后感觉全身发热，具有温肾强腰、舒筋活血等作用。

（5）双脚并拢，两手交叉上举过头，然后，弯腰，双手触地，继而下蹲，双手抱膝，默念"吹"但不发出声音。如此，可连续做 10 余遍。

🦋 戌时：心包经快乐才能更好地护心强身

手厥阴心包经（简称"心包经"）是从心脏的外围开始的，到达腋下 3 寸处，然后沿着手前臂中间的中线，经过劳宫穴止于中指。晚上 19 点到 21 点，也就是我们所说的戌时，是心包经当令。这个时候，我们按摩心包经可以保脏腑平安，还可做一些轻微的活动，然后安眠。

心包是中医的概念，西医中并没有心包这个概念。从名称可以看出，心包经与心脏是有一定关联的，其实心包就是心脏外面的一层薄膜。心为君主之官，是不能受邪的。因此当外邪侵犯时，心包就要挡在心的前面首当其冲，"代心受过，替心受邪"。所以，很多心脏上的问题都可以归纳为心包经。如果没有原因的感觉心慌或者心脏似乎要跳出胸膛，这就是心包受邪引起的，不是心脏的病。

《灵枢·邪客》中讲："诸邪之在于心者，皆在于心之包络。"这句话告诉我们，心包经可保护心脏，使其不受外邪侵入；如有外邪侵入，心包经则首当其冲掩护心脏。因此，心包经的另一个重要功能就是代心受邪。如果把心脏比喻成皇上，心包经就是御前侍卫。如果有危险出现，心包经就会保护心脏不受伤害，挡住危险。心包经代心行事，代心受邪。因此，心脏病最先表现在心包经上，心包经之病叫"心中澹澹大动"，患者会感到心慌。

有时心包经受邪但不会马上出现问题。初期可能只是心悸甚至一点症状都没有，但长期下去，就会发为心脏病、冠心病等。有些人常感到胸闷或心跳加快，这往往就是心脏病前兆，如果再不好好休息，大问题就会出现，如果已经到了心脏病、冠心病的阶段，想把心脏功能恢复如前，就不大可能了。

所以我们要提前对心脏进行保养，保养心脏，那戌时可以说是最佳的时候了。戌时心包经当令，此时心包经的气血最盛，这个时候按揉心包经，能预防心脑血管方面的疾病，还会有事半功倍的效果。但按揉心包经不要在晚饭后立刻就做，那反倒会影响气血的运行，最好在饭后半小时后施行最好。

戌时是保健的好时候，要保持心情愉快，关键是不要生气，晚餐不宜过饱，及吃油腻食物，饭后散步，或者此时家人聚在一起，心平气和地聊聊天，可以缓解压力，保持心情舒畅。在此时敲打、按摩心包经，可缓解压力，促进血液循环。我们将在下一节详细介绍如何揉心包经。

除此之外，戌时最好能用热水泡泡脚，中国有"凉脚先伤心"，"养树需护根，养人需护脚"，"热水洗脚，胜吃补药"等说法，可见热水泡脚的保健功效。用热水泡脚，不但可以促进脚部血液循环，降低局部肌张力，而且对消除疲劳、改善睡眠大有裨益。《黄帝内经》认为，足部是足三阴经、足三阳经的起止点，与全身所有脏腑经络均有密切关系，用热水泡脚，有调整脏腑功能、增强体质的作用。生活中，有些人习惯在泡脚时把脚泡得通红，并以为水温越高，效果越好。而事实上，泡脚水不能太热，以 40℃ 左右为宜，感觉上不要太烫。泡到要发汗，还没有出汗的时候，效果最好，这可以去寒气，通经络，活血化郁。泡脚还有个实际的好处就是睡觉时候不会感到冷，所谓脚暖心不寒。

泡脚时要用高一些的桶来泡，通过热力来放松脚上以及小腿处的经络，使血液循环加快，改善心脑等器官的供血，而随着热力的不断增加，就会微微出汗，可以疏通经络，排出体内的寒气和废物，调节体温，降虚火。另外，血液循环的改善，对血压有非常明显的双向调节作用。所以建议大家忙碌了一天后，一定要花上半个小时的时间给身体放松、调节。不要小看这半个小时，只要天天坚持，仅泡脚这一项保健方法就能使你多活 10 年。

亥时：大军汇集三焦经，身体开始全面休整

手少阳三焦经（简称"三焦"）是一个找不到相应脏腑来对应的纯中医的概念，用通俗的话来说，三焦就是人整个体腔的通道。古人把心、肺归于上焦，脾、胃、肝、胆、小肠归于中焦，肾、大肠、膀胱归于下焦。按照《黄帝内经》的解释，三焦是调动运化人体元气的器官，负责合理地分配使用全身的气血和能量。具体说来，三焦的功能有两方面：一是通调水道，二是运化

水谷。

三焦经主要分布在上肢外侧中间、肩部和头侧部。循行路线是：从无名指末端开始，沿上肢外侧中线上行至肩，在第七颈椎处交会，向前进入缺盆，络于心包，通过膈肌。其支脉从胸上行，出于缺盆，上走颈外侧，从耳下绕到耳后，经耳上角，然后屈耳向下到面颊，直达眼眶下部。另一支脉，从耳后入耳中，出走耳前，与前脉交叉于面部，到达眼外角。

晚上的 21 到 23 点是亥时，此时三焦经经气最盛。亥时又称"人定"，是人一天十二时辰中最后一个时辰，这是因为在古代，人们在这个时候已经停止活动，准备睡觉了，所以叫人定时分。此时夜已经很深了，应该是上床休息的时候了。现代研究表明，从亥时之初也就是 21 点开始，是人体细胞休养生息、推陈出新的时间。而且在亥时三焦可通百脉，在亥时睡眠，百脉就会得到休养生息，对人的身体是十分有益的。

亥时还是我们身体阴阳和合的时段，三焦经此时通百脉。这个时候，是性爱的黄金时刻，其实也是通过男女的交合，身体完成阴阳和合的这个过程，达到"三交通泰"。中医虽然讲究保精忌色，房事不能过度，但是身体健康的情况下，和谐的性爱会令人身心欢愉，激发生机，有益无害。

当然，在亥时刺激三焦经效果也是最好的。其方法为：用大拇指沿着三焦经走向按揉对侧三焦经，速度不宜太快，手上要稍微用力，以有酸麻胀痛的感觉为度，每侧来回按揉 3 次。或直接一手握拳，敲击三焦经，这样力度会更大些，刺激量也大，临床经验表明，这种敲击的效果甚至优于针灸的效果，敲击的效果也要以经络有酸麻胀痛的感觉为度，每侧来回敲击 3 次。以上两种方法不仅能调节全身体液循环、增强免疫力，还能刺激大脑皮层、放松神经，改善头痛、目痛、咽喉痛、出汗等身体不适症状。

第十五章

人人都该学的经络保健操

中医认为："不通则痛"，身体的各种不适实际上都源于经络不通。我们可能都有过这样的经验，坐的时间长了，腰背会酸痛；走路时间长，可能感到双腿发沉，于是我们就会不由自主地做出捶腰、拍肩、捶腿、揉腿等动作，很快就会觉得舒服了，这实际上就是最简单的经络保健操。

打通经络就是获得健康的必经之路。

捏脊：增强免疫力的经络保健法

《黄帝内经》里说，督脉是诸阳之会，人体阳气借此宣发，它是元气的通道。我们经常会说"挺直你的脊梁"，就是因为那里最能够展现人的精气神，所以，打通督脉，是可以增强体质，祛除许多疾病的。不过要怎么去打通它呢？捏脊就是一个非常不错的方法。捏脊能够很好地调节脏腑的生理功能，特别是对胃肠功能具有非常好的调节作用，可以有效地提高身体的抵抗力。但是在实际操作的时候，捏脊是需要家庭其他成员的帮助的。具体的操作方法如下。

取俯卧位，然后让家人用双手的拇指、中指和食指指腹，捏起你脊柱上面的皮肤，然后轻轻提起，从龟尾穴开始，一边捻动一边向上走，直至大椎穴为止（图13）。从下向上做，单方向进行，一般捏3~5遍，以皮肤微微发红为度。

在为家人捏脊的时候，一定要注意以下几点。

（1）应该沿着直线捏，不要歪斜。

（2）捏拿肌肤时要注意松紧适宜。

（3）应该避免肌肤从手指间滑脱。

除此之外，还有一个打通督脉的方法就是暖脊功，这其实是瑜伽的一种功法，在这里可以借用一下。很简单，就是抱成团，在地上打滚。不是真的滚，而是脊椎受力，以头臀为两头，像小船似的两边摇，这个方法非常有效，大家可以试一下。另外要注意这个动作最好是在地板上做，在床上，特别是在床垫上效果都不是很明显。

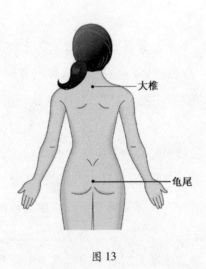

大椎

龟尾

图 13

🔅 揉腹：润肠通便，告别亚健康

有些上班族的精神状态很不好，天天无精打采，头昏脑涨，食欲不振，还总是失眠，导致工作业绩严重下滑，领导很不满意。去医院检查也查不出什么结果，可就是不舒服，总感觉身心疲惫。其实，这些都是身体处于亚健康状态的临床表现。

亚健康，即指非病非健康状态，是介于健康与疾病之间的状态，如果把健康和疾病看作是生命过程的两端的话，那么它就像一个两头尖的橄榄，中间凸出的一大块，正是处于健康与有病两者之间的过渡状态。亚健康状态也是很多疾病的前期征兆，如肝炎、心脑血管疾病、代谢性疾病等。亚健康人群普遍存在"六高一低"，即高负荷（心理和体力）、高血压、高血脂、高血糖、高体重、高血黏度、免疫功能低。

现在国际公认应对亚健康最好的办法是中国的经络按摩法，它无创伤性、无痛苦、无副作用，安全可靠，集保健、医疗于一体。而腹部按摩则可以治愈消化不良、月经不调、习惯性便秘等常见病，还能振奋精神，调整睡眠状态等。

专家认为，腹部是许多重要经脉循行和会聚之所，是人体气血循环、阴阳升降之通道。通过对腹部的按摩，除了可以塑身，还可以防治五脏六腑的病变，并保持十二经脉的气血旺盛、循行畅通，减少废物的滞留，从而对人体各部分起到治疗和调整的作用。主要的按摩穴位有中脘、建里、天枢、气海、关元、章门等（图14）。

腹部按摩最常见的手法是"二指叠按法"，即两拇指重叠，按得轻重以手下有脉搏跳动和不感觉痛为最佳；另外一法是"波浪式推压法"，即两手指并拢，继而左掌用力向后压，一推一回，由上而下慢慢移动，好像水中的浪花。

处于亚健康状态的人，除了疲劳和不适，一般不会有生命危险，但如果碰到高度刺激，如熬夜、发脾气等应激状态下，很容易出现猝死，就是"过劳死"。可见，亚健康对上班族的危害是

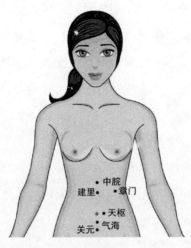

图 14

十分严重的，我们应及时树立健康观念，拥有强烈的自我保健意识，还要注意平衡膳食、坚持运动，以杜绝亚健康。

运球操：柔缓画圆运动，疏通全身经络这个动作可以让全身在柔缓的画圆运动当中疏通全身的经络。

由起势开始，将右腿横跨一步，根据自身的耐受能力，将膝关节弯曲成 90~135 度成马步，即骑马蹲式，双臂前伸，双掌五指自然分开成抱球状，并始终保持抱住假想中"球"的姿势，运用腰、髋、肩、背的活动，充分向左、右、上、下不同的方向转圈，颈部要随着轻微转动，眼睛要求时时跟随着运球的方向移动，只有这样才能够逐渐达到形、意、神合一的境地。

将这套动作重复进行 30 次。

实际上，这个动作是让全身都在一种柔缓的画圆运动当中以疏通全身经络，算是经络保健功的热身环节。平时在闲暇的时候，或者是心情不好的时候，单独练习这个动作，也会收到解乏和轻松全身的效果。

踮脚法：活动手脚，增强气血活动

这套动作尤其适合高血压、糖尿病和轻度冠心病患者进行练习。

保持起势的姿势，将双手前甩过头顶，同时深吸气，接着将双手放到胸前从胸前沿体侧将手向后尽量甩动，甩动时双脚踮起（提踵），同时呼气，反复进行 50～100 次。

在进行这套动作的时候，调息是非常重要的，由于上下肢的大肌群均要参加运动，并且还要有深呼吸进行配合，使气血活动增强，经络也自然贯通。

这套动作，尤其适合高血压、糖尿病以及轻度冠心病患者练习。这些慢性病综合治疗的理念主张让大肌群进行小强度、较长时间的运动，可增强心肌泵力、增加回心血量，能扩张外周血管，改善微循环，增加热量的消耗，同时还能增加机体的平衡性以及协调性，增强上下肢的肌力。对于高血压、糖尿病以及轻度冠心病等慢性病均具有较好的辅助效果。

❦ 上下转动：通达气血，保健全身

所谓的上下转动，指的就是转动全身的各个部位，从眼球开始，自上而下，直至脚踝。在转动的过程当中，各个部位转动的幅度都要从小逐渐增大，并且要缓慢，方向左右交替，故而转转停停，能够令气血贯穿上下，通达全身。这套动作自上而下刚好要转动六个部位，即转眼、转颈、转肩、转腰、转胯和转膝踝6个动作。

1. 转眼

在做这个动作的时候，一定要尽量睁大双眼平视前方，以能看到远处的绿树为度，维持10秒钟，头身保持不动，开始按照"左→上→右→下→左"的顺序缓慢转动，并逐渐将转动的幅度放大，正反方向各转3圈后，停下来闭眼休息5秒钟，再按照上述过程重复一遍。这个动作可以活动眼部肌肉，加快气血流通，既能缓解眼睛疲劳，又具有明目的效果。

2. 转颈

双脚自然分开，与肩同宽，挺胸收腹，双手自然下垂，身体保持不动，开始按照"左→后→前→左"的顺序缓慢转动颈部10圈，并逐渐放大转动的幅度，结束时，在后仰位静止5～10秒钟，手后伸。再按照上述过程的反方向重复一遍。这个动作可以活动颈部肌肉，加快气血流通，缓慢牵拉颈肌，从而缓解颈肌疲劳，有助于防治颈椎病。

3. 转肩

双脚自然分开，与肩同宽，挺胸收腹，双掌始终自然贴住大腿外侧。按照"上→前→下→后→上"的顺序缓慢做耸肩和转肩的旋转运动 10 圈，结束时，双手贴住大腿外侧不动，同时用力挺胸并向前探头，维持这个姿势 10 秒钟，再按照上述过程的反方向，即"上→后→下→前→上"的顺序重复一遍。结束时，双手仍然贴住大腿外侧不动，同时用力挺胸并向前探头，维持这个姿势 10 秒钟。这个动作能充分活动和牵拉肩颈部肌肉，令肩颈部经络畅通，防治颈椎病和肩周炎。

4. 转腰

双腿分开与肩同宽，缓慢转动腰部，先顺时针，后逆时针，各转 20 圈。在转腰的过程中，要始终将双手背放在腰部，握拳，并用指掌关节顶住腰骶部脊柱两侧，让腰部产生的旋转力，与双指掌关节一直处于按摩状态。每一次转腰练习结束时，均需保持双拳顶住腰部前挺，颈部后仰的姿势 10 秒钟，进一步增强腰肌的力量。这个动作可以充分活动和牵拉腰骶部的肌肉韧带，同时对腰骶都的经络进行按摩，有利于经络畅通，防治腰肌劳损等慢性腰腿痛。

5. 转胯

双腿分开，与肩同宽，膝关节微微弯曲，双手叉髋转动胯部，先顺时针，后逆时针。注意左旋转时，同时提肛，腰部以上要尽量保持端正，基本上只旋转胯部，每个方向转 20 圈。结束时，均须保持胯部前挺姿势 10 秒钟。这个动作可以充分活动、牵拉会阴部和髋部的肌肉韧带，对泌尿生殖系统的功能有保健作用。

6. 转膝踝

双腿分开，与肩同宽，膝关节微曲，用两个手掌轻按于两侧膝盖，同时向内、外或是同方向转动膝踝关节，每个方向转 20 圈。在结束时，双掌要保持稍用力后压的姿势，使膝关节尽量保持 10 秒钟。这个动作能够使膝踝关节得到活动，使下肢后群肌肉得到牵拉，有利于畅通下肢经络，提高膝踝关节灵活性。

掐揉头部：疏通头部经络，防治头晕头痛

掐揉头部，顾名思义，需要又掐又揉，这是一种防治头晕头痛的有效方式，能够很好地疏通头部经络。

这套动作的具体做法。

（1）将双手五指尖平放在双眉尖至太阳穴一线，轻轻掐揉印堂（两眉连线的中点）、攒竹（在眉毛内侧端、眼眶边缘处）、丝竹空（眉梢处凹陷中）、太阳（眉外梢与外眼角之间向后约 1 寸处凹陷中）等穴位 20～30 次（图 15）。

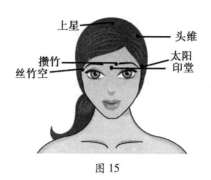

图 15

（2）在上述动作的基础上，将两手五指的位置逐渐平行向上，沿额部→顶部→枕部的方向一点点推进，每换一个部位，都需要同时用两手五指尖轻轻掐揉 20～30 次。此外，还要兼顾到加力掐揉上星（前发际正中直上 1 寸）、头维（额角发际之上 0.5 寸）、百会穴（两耳尖直上、头顶正中），推进到枕部后，用双手拇指加力掐揉风池穴（项后、大筋两侧的凹陷中、紧挨着露骨下缘处）200～30 次（图 16）。

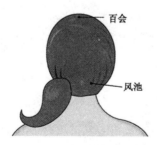

图 16

这个动作对疏通头部经络对一般的头痛、眩晕、失眠、记忆力减退、健忘、思维能力减退等症都有一定的疗效。

梳头功：蕴藏多种保健功效

梳头功是一个类似梳理头发的动作，在这个简单的动作当中蕴藏着许多种保健功效。

具体的操作方法是：将双手五指微微张开，从前向后对头发进行 100 次的梳理。

在梳理过程中，应指掌并用，连梳带刮，有意让指力经过印堂（两眉连线的中点）、上星（前发际正中直上 1 寸）、头维（额角发际之上 0.5 寸）、百会（两耳尖直上，头顶正中）、风池（项后，大筋两侧的凹陷中，紧挨着颅骨下缘处）等穴（以上穴位图见 16 页），尤其是梳理到头顶向后下方向时，遂改用双掌小鱼际沿耳后，稍用力一直刮向颈根部，其中刮过的穴位包括翳风（耳垂后方，下颌角与乳突之间凹陷中）、翳明（在翳风穴后 1 寸）、风池（项后，大筋两侧的凹陷中）等。

通过对头颈部的梳梳刮刮，产生热量，活跃气血，使头颈部交汇的多条经络贯通，增加了头颈部的供血量，起到了护发、提神、醒脑、明目的功效，也可缓解因一些慢性病引起的头痛症状。

推搓门脸：养益五官，改善各系统功能

推搓门脸具体来说包括推搓脸和胸腹部。这套动作通过揉通身体前部经络，养益五官，令各个系统功能得到增强。

这套动作一般都先从推搓面部开始。

1. 推搓面部

这个动作要借助于双手的中指，用指腹推搓的手法对面部进行梳理，在梳理的过程中，要先沿眉毛上缘向外推压至太阳穴，重复进行 20～30 次（图 17）。

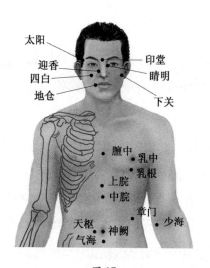

图 17

　　然后再按照印堂→发际→眼圈→鼻翼两侧→口角→再回到印堂的顺序，推搓梳理面部皮肤，在推搓的过程当中，应该有意识地对印堂、睛明、四白、迎香和地仓穴等穴进行按压。

　　在用中指进行推搓时，大拇指沿着脸部外侧，也就是沿耳前下关、耳门、听宫、听会到颊车等穴一线来回推搓 20 ~ 30 次（图 18）。

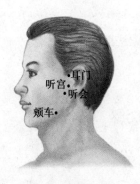

图 18

　　这个推推搓搓的练习可以改善面部气血运行，因此能美容颜，养益五官以及增强上呼吸道的抗病能力。

　　2. 推搓胸腹部

　　用双掌沿着胸腹的正中线稍微用力，自上而下不断地向左右画圆圈，同时当双掌向上的时候需要吸气，双掌向下的时候则需要呼气。这套动作实际上就是对胸腹部的各个穴位进行自我按摩。

　　其中按摩过程中所涉及的穴位包括：大包、乳中、乳根、章门、阴门、膻中、上脘、中脘、神阙、气海、关元、中极、天枢等穴。

推搓胸腹部对于胸腹部脏器的功能性疾患，比如说胸闷、冠、气短、胃脘痛、腹痛、便秘、腹泻和消化不良等都具有一定的疗效。就上、中、下三焦而言，上焦心、肺主升发，中焦脾、胃、肝主运化，下焦肾主阴阳之本。上、中、下三焦调和能保证全身气化的正常。从虚实的角度来看，脏腑的功能性疾病是分虚证与实证的，实证宜通，虚证宜补。不管是虚证还是实证，都可以通过推搓胸腹部来起到一定的调节作用。所以说，经常推搓胸腹部能够改善心血管系统、呼吸系统、消化系统和泌尿生殖系统的功能。

拉扯疗法：补肾强身，通经活血

拉扯的力量可以对耳郭、颈肌进行刺激，同时还可以增强肢体关节的柔韧性，起到舒筋活络的作用。平时可以坚持练习，会收到明显的效果，特别是在补肾、颈部和肩部的保健方面，效果会更加明显。具体来说，这套动作包括提耳、横拉颈部和背后"握手言活"3个动作，具体操作方法为。

1. 提耳

这个动作可以补肾强身，抵抗衰老。是民间流传下来的一种古老的健身方法。

一侧手臂经过头顶，捏住对侧的耳朵，慢慢向上提拉耳郭，在持续用力的同时，突然松手，每侧反复进行 30 次。

传统中医学学认为耳朵是全身经络汇集的地方，联系全身各脏腑的穴位都在耳朵上有所分布，而耳又是肾之外窍，肾开窍于耳，主骨，生髓。在练习提耳的动作时，一般用一侧手臂绕过头顶，捏住对侧耳朵的部位都正好是耳轮的"三角窝"，这一区域对应着人体的生殖功能，对三角窝耳轮内侧缘的中点进行刺激，可以治疗女性月经不调，以及男性遗精、阳痿等症。

所以，以提耳时的爆发力，反复刺激"三角窝"等部位，就产生了相当于耳针刺激的效果，可以补肾强身、抗衰老。

2. 横拉颈部

横拉颈部可以防治颈椎病。将头向左转，右手从右方放于颈后直至左下颌，用整个手掌将颈部捏紧，然后稍用力往回拉，头同时慢慢向右转动，连续进行 20 次，换左手以相反方向再做 20 次。

实际上，这个动作是使颈肌受到横向的按压和牵拉，能够明显改善颈部肌肉的血液循环，缓解由于颈椎病等引起的颈部气血不通。

3. 背后"握手言活"

这个动作之所以被称为"握手言活"，是因为通过"握手"的动作可以达到舒筋络、通气血的功效。

比如说，在冷天的时候，人们都会下意识地捏捏手或者搓搓手，这样便能够使手部丰富的经脉活跃起来，疏通气血，加快微循环，从而令人感觉到暖意。而背后握手这个动作，经过改良，比起一般搓手的效果要好很多。

　　这种握手的方法共有两种。一种是双手从身体两侧后伸相握，在向后抻拉的同时向上抬，尽量收腹挺胸，头向后仰，并坚持 5 ~ 10 秒钟。

　　第二种是一只手绕肩，另外一只手后背，两手上下相握，在收腹挺胸，头向后仰的同时，尽量用力拉紧，这个动作也需要坚持 5 ~ 10 秒钟。

　　这两种练习方法，均能通经脉、活气血，非常有助于防治颈椎病、肩周炎、肩背筋膜炎以及腰背肌劳损等症，特别适合那些久坐办公室埋头书案和长时间使用电脑的人们。每隔 40 ~ 50 分钟，认真将背后"握手言活"的两种方法做一次。

拍打周身：疏通全身经脉

　　"拍打周身"是对肢体主要穴位的拍打为主，同时兼顾对经络循行部位进行拍打的方法。具体指的是采用手掌、手背或拳的不同部位拍打全身各处。拍打周身是经络保健操中比较核心、重要的一节，同时也是最为集中的直接刺激穴位的练习，做这节动作的时候要求具有丰富的腧穴知识，这样才能获得更好的保健功效。

　　在拍打的过程当中，手的不同部位会与被拍打的部位相互作用，这就会刺激到包括手足三阴经、三阳经，任脉，督脉等十四经脉上的穴位。《灵枢·逆顺肥瘦》篇曰："手之三阴从脏走手，手之三阳从手走头，足之三阳从头走足，足之三阴从足走腹。"故而循行联系规律为阳阳经衔接于四肢，阳阳经交汇于头面，阴阴经交接于胸部，所以只要拍打得当，在拍打时尽可能拍准穴位或者是经络循行的部位，便可以起到疏通全身经脉的效果。

另外，在拍打的过程当中还应该注意用腰身的自然扭转去带动双手发力，而且要用爆发力，力度要以穴位部位产生酸疼感为宜，每个部位最少需要拍打 20～30 次。

除此之外，拍打时还要注意呼吸的配合，一般都要求在拍打前吸气，拍打到身体的那一刻，要呼气，绝不能憋气。可以进行拍打的穴位和部位很多，下面仅选择一些常用的穴位或部位进行介绍。

1. 拍打上肢

拍打上肢能够使气血通达、阴阳调和。这个动作需要用手掌进行。由于上肢内外侧，按照前、中、后三条线分布有手三阴经和手三阳经，且相互连接。所以，我们拍打时，只需要遵循这些经络的走向，上下拍打 20～30 次，然后再左右交换。

2. 拍打肩髃穴和肩关节周围

这个动作有助于防治肩周炎，要通过手掌来进行。对臂外侧三角肌正中的肩髃和肩关节周围丰富的腧穴进行左右交替的拍打，各进行 20～30 次（图19）。

3. 拍打肩井穴和秉风穴

这个动作需要用掌进行，可以防治肩背和肩颈疼痛。在拍打

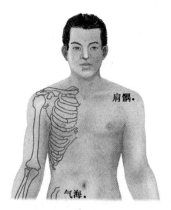

图 19

的过程当中，肩井、秉风穴左右交替，各拍打 20～30 次。

4. 拍打肺俞穴和大椎穴

拍打这两个穴位可以使气机通畅，有利于增加上呼吸道的抗病能力。

用掌对肺俞和大椎穴进行拍打，左右交替进行，各拍打20～30 次。

5. 拍打天宗穴

拍打天宗穴可以治疗肩背痛。用手掌对天宗穴进行拍打，左右交替，各拍打 20～30 次。如果拍打到位，又有力度的话，会感到整个肩背及上肢都产生酸麻感。

6. 拍打气海、命门穴

拍打这两个穴位可以调节消化系统、泌尿生殖系统及内分泌系统的功能。

两掌相向于腹部与腰部正中，同时发力拍打，除主要拍击气海和命门穴外，还应兼顾腹部的神阙、关元、中极、天枢和腰部的阳关穴。在每次拍打时，要同时呼气，这样做，既可以预防内脏震伤，又可以明显增强舒筋活络的效果。持续拍打30~40次。

7. 拍打脊柱与脊柱两侧

在拍打脊柱与脊柱两侧的时候要使用手背。在用手背左右交替拍打脊柱与脊柱两侧部位时，应特别注意要扭动腰身来带动双臂，拍打时，双臂要轮开，一定要有较大的爆发力。从骶部开始，逐渐向上拍打，上至不能再为止，然后逐渐向下拍打，慢慢回到骶部。如此反复拍打10~20次。整个拍打过程，实际上是刺激分布在脊柱与脊柱两侧的督脉与足太阳膀胱经，这个动作可以疏通全身阳气具有全面调节各个脏腑的功能，还可以防治肩周炎、腰肌劳损、腰腿疼痛以及颈椎病（图20）。

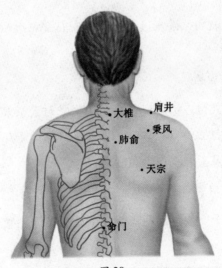

图 20

8. 拍打臀部和大小腿外侧

用拳的掌侧面对臀部和大小腿外侧进行有爆发力的拍击，这样可以明显缓解腰腿痛。按照前、中、后的位置，足三阳经脉都分布在人体大、小腿的外侧面，其中足阳明胃经在前，足少阳胆经居中，足太阳膀胱经行后。

在对这些部位进行拍击时，双侧要同时进行，以拍打环跳穴开始，从上自下，再从下自上依次从小腿外侧面的前、中、后位置进行循环拍打。将这些部位挨着拍打一遍即可。

9. 拍打大、小腿内侧

通过对大、小腿内侧进行拍打，可以防治腰腿痛、健脾胃、补肝肾。

在拍打这些部位的时候要用拳的小鱼际部进行。人体大、小腿内侧按照前、中、后位置，分布有足三阴经脉，足太阳脾经在前，足厥阴肝经居中，足少阴肾经行后。拍击时，双侧同时进行，以拍打箕门穴开始，从上而下，再从下而上依次从小腿内侧面的前、中、后位置循环拍打。

10. 拍打前胸

通过对前胸进行拍打，可以一吐郁闷，令心情变得愉快。

拍打左侧前胸用右掌，拍打右侧前胸用左掌。拍打之前先深深吸气，然后自上而下用稍快的节奏进行拍打，同时还要发出"啊"的声音并且深呼气。

第十六章

对症治疗 12 种老幼常见问题

老人和孩子由于体质相对虚弱，更适合经络这种绿色疗法。《黄帝内经》曾记载经络穴位疗法的效验"若风之吹云，桴鼓相应，如影随形"，说经穴疗法的效果像风一吹云即开，像一敲鼓就会响，像身体一动影子就会跟随一样。穴位本身就是体内气血流畅的枢纽，选择恰当的穴位疏通经络疗法的效果最好，往往能起到四两拨千斤的作用。

🎐 高脂血症：血浆清浊操

　　高脂血症指的是血液中一种或者几种脂肪含量过高所导致的病证，一般会以胆固醇和甘油三酯的含量为诊断依据。患者大多都是老年人，但是近年来，年轻患者的数量正在迅速增加。流行病学研究表明，我国患高脂血症的人口比例保守估计为 7% ~ 8%，实际发病率可能高达 10%。该病是高血压、冠心病、脑血管病、糖尿病以及胆结石等疾病的重要诱因，它的危害具有隐匿性、进行性和全身性的特点，是身体健康乃至生命安全的重大隐患。

　　一般情况下，大多数高脂血症的患者都不会有自觉症状，一些症状明显的患者主要会出现头晕、头痛、耳鸣、心烦、盗汗、遗精、面红发热、肢体麻木、口燥易干、易激动、肝脾中度肿大等症。

　　此外，高脂血症患者还经常会出现急性腹痛的症状，尤其是在摄入高脂食物之后会频发。高脂血症严重者甚至可以从其眼皮、肘部、臀部等部位发现黄色的脂肪粒或脂肪瘤。

　　在日常生活当中，如果想要清楚血液中多余的脂肪的话，不妨试试血浆清浊操。

　　这套操主要是对特定经络、穴位进行敲打。日常生活当中，人们会摄入大量高蛋白、高脂肪的食品，而运动量又相对不足，所以便会导致血浆中脂肪大量囤积，血液流动缓慢，这是形成高脂血症的主要原因。与现代医学观点类似，中医也认为，胃火旺盛、脾气虚弱、肝肾阴虚，使大量的肥甘之物进入体内，但膏脂又输化不利而致以痰浊为本病重要的致病因素。敲打特定的经络和穴位可以调节脏腑功能，调整膏脂的传输、利用和排泄，促进血液循环，从而有效防治高脂血症。

血浆清浊操离不开以下这 3 个有效的穴位。

1. 中脘穴

用食指、中指对中脘穴进行 50 次点按，力度要适中。刺激中脘穴可以降逆利水、清热利湿、安神定志，能够有效消除头晕、耳鸣、心烦等高脂血症状。

2. 气海穴

用食指、中指对气海穴进行 50 次点按。刺激气海穴能够有效增强身体的免疫力，消除高脂血症引起的遗精症状。

3. 丰隆穴

用拇指对丰隆穴进行 50 次点揉。刺激丰隆穴可以调和脾胃，加强人体内的气血流通，促进水液代谢，对因痰浊瘀滞经络而导致的高脂血症具有显著的疗效。

在按揉完这 3 个穴位之后，再用拇指点按头顶百会穴 30 秒；双手拇指点按两侧风池穴 1 分钟；用经络锤自上而下对督脉进行敲打，从大椎穴一直敲至至阳穴；食指和中指并拢对任脉进行点按，从膻中穴直至关元穴。对中脘、气海穴的点按可以稍微久一些。

🦋 高血压：简单有效的降压操

高血压是世界最常见的心血管疾病，它以体循环动脉血压增高为主要临床表现。据统计，我国高血压患者已经达到了 1.6 亿人，由高血压而引发的心脑血管疾病的死亡率已经位居所有疾病死亡率的第一位。

头痛、头晕、眼花、心悸、健忘、失眠、烦躁等均为高血压的常见症状。患者还有可能会因血压急剧升高，而出现剧烈的头痛、视力模糊、心跳加快、面色苍白或者是潮红等症状，甚至还有可能因为脑部循环障碍，出现呕吐、颈项强直、呼吸困难、意识模糊、昏迷等症。

根据中医学的观点，高血压主要是由情志失调、饮食不节和内伤虚损，而使肝肾阴阳失衡、气血功能逆乱所导致的，根据症状的不同，中医将其分为肝阳上亢、肝肾阴虚、阴阳两虚、气血亏虚等几种类型。治疗高血压，中医讲究"病"、"证"结合，辨证论治，即不仅仅是单纯降低血压，还要调整机体阴阳、气血，从根本上解除高血压发病的原因。因此，敲打经络时当以调和阴阳、滋养肝肾、疏肝理气、平肝降逆、活血降压为关键，以达到有效预防和治疗高血压的目的。

在此向高血压患者介绍一套简单有效的降压操，也就是按摩穴位加拍打的方法。

1. 人迎穴

通过单手食指分别对两侧人迎穴进行点按，各点按 30 次。人迎穴具有调理阴阳的作用，适当刺激此穴可以调节心脏排血量，从而使血压下降。

2. 桥弓穴

用拇指对桥弓穴进行推抹（图 21），共推抹 10 次，力度要轻柔，刺激这个穴位，可以使人的心率减慢、血管扩张，从而有效降压，但切忌同时对两侧进行刺激，以免血压降得太快，使人突然晕厥。

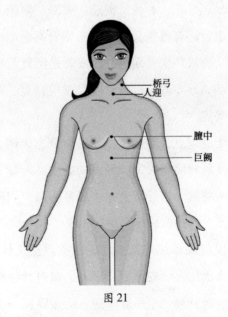

桥弓
人迎
膻中
巨阙

图 21

3. 巨阙穴

用食指、中指对巨阙穴进行点按，共计 50 次。此穴与心脏的活动密切相关。适当刺激此穴，可以安定精神、稳定血压。高血压患者在紧张、心烦、发怒时，可用双手重叠按压于此。

4. 风池穴

使用双手的拇指对风池穴进行点按，共点按 50 次，然后双手提捏颈部肌肉。此法可明显改善颈部、脑部的血液循环，缓解头晕、眼花、失眠等症状。

5. 天柱穴

用单手的拇指、食指对左右天柱穴进行捏揉，共进行 30 次。天柱穴位于血管和神经通路的关卡处，适当刺激此穴可调节人体血液循环和自主神经，从而有效降压。

6. 劳宫穴

用右手拇指的尖端掐按左手劳宫穴 30 次。适当刺激劳宫穴可抑制精神兴奋。当高血压患者心理紧张、血压增高时，用拇指轻轻按压劳宫穴，就能产生良好的降压效果。

7. 合谷穴

用一手的拇指对另一手的合谷穴掐按 20 次。刺激合谷穴，可抑制神经的过度兴奋，缓解颈血管的紧张度，从而达到降低血压的目的。

8. 曲池穴

用拇指对曲池穴进行 50 次点揉。曲池穴属于手阳明大肠经，有清热解毒的作用。其调节血压的功效已被现代医学所证实。

除去穴位按摩之外，还有一套简易敲打法。

（1）用十指尖端由前发际向后做梳头式推抹，共推抹 10 次。

（2）将两手食指并拢，自神庭穴推抹至哑门穴，反复进行 10 次。

（3）用双手食指和中指从印堂穴向两侧点按直至太阳穴。反复进行 5 次。

（4）先后推左右桥弓穴 1 分钟，再点按人迎穴 30 秒，然后再对胸部两侧各进行 10 次推抹。

（5）用双手食指和中指沿任脉自膻中穴点按至神阙穴，重点是膻中和巨阙。

（6）用两手的食指和中指分别对风池、天柱穴进行点按。

（7）用单手拇指自大椎穴推至风府穴，重复进行 5 遍。

（8）用掌根沿着膀胱经自上而下进行推拍，这样可以充分刺激肝俞、肾俞和命门穴。

（9）用左右拇指对右手劳宫、内关、曲池、尺泽、手三里穴各进行 30 秒的点按。

（10）用一手的拳心沿着另外一只手上的心经进行敲打，从少海穴一直敲打至神门穴。反复进行 2 次。

（11）用一手拇指对另外一只手的合谷穴进行按压，食指按压后溪穴，并同时点按两个穴位，共进行 1 分钟。

（12）大致沿胃经自上而下先后敲打两条小腿的前侧，反复进行 5 遍。

（13）左手将左脚脚腕抓住，轻轻向外转动 20 次，然后换腿重复。

（14）将两脚的大趾抓住，一边转圈，一边按揉，对于大脚趾的根部尤其要重捏。

（15）用拇指对左右太冲、然谷、悬钟、涌泉穴进行按捏，各进行 1 分钟。

作为心脑血管疾病的重要危险因素，高血压可导致心、脑、肾、眼底的结构和功能发生改变，甚至是产生损害。因此，学会自我防治和调理高血压便有极其重要的意义。

在对这套降压操进行操作的时候，一定要注意坚持。只要持之以恒，必然能够看到效果。

冠心病：益气活血操

冠心病是心脏病中最为常见的一种，指的是由于冠状动脉狭窄、供血不足而导致的心肌机能障碍以及器质性病变。本病多发生在 40 岁以后，患者大多都是中老年人，并且男性患者的数量要远多于女性，脑力劳动者要多于体力劳动者。目前，冠心病患病率正在呈逐年上升的趋势，并且患者的年龄也在趋于年轻化。冠心病是一种非常严重的疾病，一旦突然发作就有可能会使人因为心脏骤停而猝死，对人类生命产生非常严重的威胁。

一般情况下，冠心病的症状为心力衰竭以及心律失常，一旦发作起来，便会引发心绞痛或者是心肌梗死。心绞痛通常表现为阵发性、持续时间短暂的胸前区压榨性疼痛、憋气。急性心肌梗死的持续时间则比心绞痛更长，患者会感觉到烦躁不安、出汗、恐惧，有一种濒死的感觉，可能还伴有发热或恶心、呕吐等胃肠道的症状，更有甚者还会发生休克或猝死。

到目前为止，现代医学都没有能够将冠心病的病因完全探明，但是大家普遍认为，高血压、高血脂、内分泌功能低下等均与本病关系密切。中医则追本溯源，认为冠心病的发生是由于年老体衰，脏腑功能虚损，阴阳气血失调，加之七情六淫的影响，导致气滞血瘀，胸阳不振、痰浊内生，使心脉痹阻而致病。故敲打特定的经络和穴位可益气活血，消除微循环障碍，调节人体的整体功能，从而达到防治本病及缓解不适症状的目的。

除去敲打经络之外，治疗冠心病还可以采取按摩特效穴位的方法。

1. 内关穴

用拇指对内关穴进行点按，共点按 100 次。内关穴是手厥阴心包经的合穴，对于冠心病等心脏病具有显著的疗效。点按内关穴能够迅速对心率进行调整。

2. 灵道穴

用食指和中指对灵道穴进行 100 次按压。灵道穴为手少阴心经的要穴。许多冠心病患者在对左灵道穴进行按压的时候都会出现压痛感。坚持点按此穴可以令心绞痛的症状得到显著的减轻。

3. 神门穴

用拇指对手部的神门穴进行点按，共点按 100 次，力度较轻（图 22）。对神门穴进行刺激能够起到调节中枢神经，改善冠心病患者左心功能，扩张冠状动脉的作用，从而可以有效地治疗冠心病和心绞痛等病。

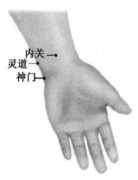

图 22

还有一个简易的敲打方同样可以用来治疗冠心病。

（1）用食指、中指对头顶的百会穴进行点按，时间保持在 1 分钟。

（2）用双手的食指、中指从印堂穴开始点按，一直按到两侧的太阳穴。

（3）用双手的拇指、食指对整个耳背进行按捏。

（4）再用一手掌侧沿心经的循行线对另一手臂进行自下而上的剁击。然后再点按内关、灵道、神门等穴位，共进行 1 分钟。

冠心病的患者除了对一些方法的掌握之外，平时还应该多注意饮食，保持清淡适中的饮食结构是最好的。

✿ 糖尿病：内分泌调节操

糖尿病是一种有遗传倾向的、内分泌失常的慢性代谢性疾病。主要表现为血糖升高和糖球。临床上主要出现多饮、多尿、多食和体重减轻的症状。本病相当于中医"消渴"病。

糖尿病的致病因素有很多种，首先一个便是遗传因素。遗传学研究表明，糖尿病发病率在血统亲属中与非血统亲属中有显著差异，前者较后者高出 5 倍。在糖尿病 1 型的病因中遗传因素的重要性为 50%，而在糖尿病 2 型中其重要性达 90% 以上，因此引起糖尿病 2 型的遗传因素明显高于糖尿病 1 型。

其次还有精神因素。近十年来，中、外学者确认了精神因素在糖尿病发生、发展中的作用，认为伴随着精神的紧张、情绪的激动及各种应激状态，会引起升高血糖激素的大量分泌，如生长激素、去甲肾上腺素、胰升糖素及肾上腺皮质激素等。

肥胖因素也是一个很常见的致病因素。目前认为肥胖是糖尿病的一个重要诱发因素，约有 60%～80% 的成年糖尿病患者在发病前均为肥胖者。肥胖的程度与糖尿病的发病率呈正比，有基础研究材料表明：随着年龄增长，体力活动逐渐减少时，人体肌肉与脂肪的比例也在改变。自 25 岁至 75 岁，肌肉组织逐渐减少，由占体重的 47% 减少到 36%，而脂肪由 20% 增加到 36%，此系老年人，特别是肥胖多脂肪的老年人中糖尿病明显增多的主要原因之一。

　　糖尿病是继恶性肿瘤、心血管病之后又一危害人类健康的重大疾患，它治疗时间长，并发症多，对身体危害极大。目前，全世界各个国家的糖尿病患率都在明显上升，在中国，这一问题尤为严重。如何让困扰人们的糖尿病得到及时和行之有效的治疗是人们所关注的问题。药物降糖和饮食降糖虽有一定的作用，但受到药量、种类的限制，而且多数降糖药有不同程度的毒、副作用。因此，人们很自然地倾向于非药物疗法，而自己可以操作的自我按摩疗法，则越来越被人们所认可。

　　通过自我按摩可达到调整阴阳，调和气血，疏通经络，益肾补虚，清泄三焦燥热，滋阴健脾等功效。具体手法如下。

　　1. 抱腹颤动法

　　双手抱成球状，两个小拇指向下，两个大拇指向上，两掌根向内放在大横穴上（位于肚脐两侧一横掌处）；小拇指放在关元穴上（位于肚脐下 4 个手指宽处）；大拇指放在中脘穴上（位于肚脐上方一横掌处）。手掌微微往下压，然后上下快速地颤动，每分钟至少做 150 次。此手法应在饭后 30 分钟，或者睡前 30 分钟做，一般做 3 至 5 分钟。

　　2. 叩击左侧肋部法

　　轻轻地叩击肋骨和上腹部左侧这一部位，约为 2 分钟，右侧不做。

3. 按摩三阴交法

三阴交穴位于脚腕内踝上 3 寸处，用拇指按揉，左右侧分别做 2 ~ 3 分钟左右。

泡脚和泡腿配合按摩效果会更好，可以增加按摩的作用。以上疗法每天做 1 ~ 2 次。只要能长期坚持就能有效防治糖尿病。

除去以上所说的按摩方法外，还可以手部按摩。手部按摩对糖尿病的治疗主要是调节中枢神经系统的功能，通过神经—体液调节机制，激发各内分泌腺功能的活性，特别是胰岛分泌功能的活性，使其分泌功能得到较好的恢复。

按摩之前要注意选取下面这些穴位和反射区。

经穴和经外奇穴：曲泽、间使、内关、合谷、曲池、中泉等（图 23）。

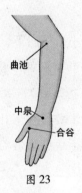

图 23

反射区：胰腺、胃、十二指肠、大肠、小肠、垂体、肾、输尿管、膀胱、甲状腺、腹腔神经丛等。

反射点：脾胃穴、心肺穴、肾穴等。

具体的按摩方法为。

推按或点揉胰腺、胃、十二指肠、大肠、小肠、垂体、肾、输尿管、膀胱、甲状腺、腹腔神经丛各 300 次；按揉内关、脾胃穴、肾穴各 100~300 次；其余各穴备用，如有时间可每穴按揉 30~50 次。每天按摩 1 次，持续 3 个月。3 个月后如基本恢复正常，手部按摩可改为隔天 1 次；如无明显改善，休息 3 天后，继续第 2 疗程。胰岛素注射可根据好转情况，在医生指导下逐渐减量。

糖尿病患者应控制饮食，少食含糖食品，多食动物胰脏；积极治疗并发症；进行适量的锻炼，如简化太极拳、内养功等。

肩周炎：五十肩调治操

肩周炎是以肩关节疼痛和活动不便为主要症状的常见病。本病是中老年人的常见病，好发年龄为 50 岁左右，因此俗称"五十肩"。肩周炎常会让人感到活动十分不便，一旦劳累，或者遇到天气变化，患者就会感到肩背部酸、重、闷；有时像是有人把手按在自己的肩头，十分不舒服；更有严重者甚至到了双臂都无法举过头顶的程度。如得不到有效的治疗，便有可能会严重影响到肩关节的功能活动，妨碍日常生活。

治疗肩周炎的最好方法莫过于进行针灸，很多患者都是经过几次治疗就让肩部的不适得到改善。但是针灸的疗效也需要及时的巩固，并且治疗起来也比较复杂。其实，在肩周炎还不是很严重的时候，是完全能够通过自我按摩的方式得以解决的，即便是到了很严重的程度，平时经常做做自我按摩，也能辅助针灸治疗。

肩部周围的穴位都可以用来进行按摩，比较重要的穴位有肩前穴。因为当患者的肩周炎发作时，肩前穴正好位于疼痛点，刺激这个穴位可以有效地缓解疼痛。还有一些老年人由于年纪比较大，全身的骨骼发生了一定的退化，手臂和双腿活动出现轻微的障碍，在这种情况下，选择肩前穴也可以帮助手臂和双腿恢复运动。现代研究发现，肩前穴的作用并不是仅仅局限在肩部，其对四肢都有不错的作用。

肩前穴位于肩部，在腋前的褶皱顶端，与肩髃穴连线的中点上就是肩前穴。取穴时采取正坐的姿势，自然下垂双臂，在腋前的褶皱顶端取穴即是（图24）。每天以柔和、适中的力度对这个穴位进行 3~5 分钟的按摩，每日按摩 2~3 次即可。按摩这个穴位可以有效地缓解肩臂疼痛及手臂不能上举的病证。

除去肩前穴之外，还有其他一些穴位也可以用来治疗肩周炎。用食指和拇指按住印堂穴，旋转揉动，每次 1 分钟，每日 3 次。然后配合按摩手三里，用左手拇指指腹按住右手手三里穴，揉动 1 分钟，换手，每日 3 次。还可以点压肩背上局部的阿是穴（即肩背部按压疼痛之处），用力深压，并向前后左右揉动 1 分钟，每日 2 次。

自我功能锻炼对于肩周炎的治疗也是必不可少的。具体的锻

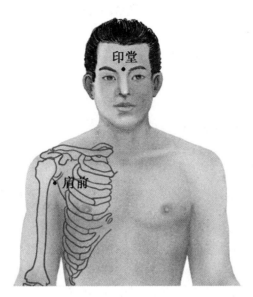

图 24

炼方法如下。

（1）抡拳。怎么疼就怎么抡，不要怕疼。如果因为怕疼而不活动的话，时间长了便会造成关节粘连，治疗起来会更加痛苦。

（2）耸肩。双手叉腰，上下前后缩头耸肩，每次 15 下。

（3）揪耳郭。两手交叉揪住耳郭，连揪 15 下。

（4）举手。十指相挟，手心向上，举过头顶，上下前后摇动 30 下。

（5）展翅。双臂平抬成飞翔势，上下扇动 30 下。

加强体育锻炼是预防和治疗肩周炎的有效方法，但贵在坚持。如果不坚持锻炼，不坚持做康复治疗，肩关节的功能就难以恢复正常。

另外，手凉也经常是肩周炎的诱发因素，因此，为了预防肩周炎，更应该重视肩部的保暖防寒。

❀ 痛风：脾脏保养操

痛风，是新陈代谢异常性的疾病，由于血液里的尿酸过高，引起尿酸盐聚积而沉淀在关节、泌尿道及软组织等部位所引起肿痛的病证。一般情况下，男性发病率要高于女性，此病主要侵犯男性和老年女性，多数患者具有家族病史。临床特征为急性或者慢性痛风性关节炎急性发作。

中医学认为：脾位于中焦，其生理功能主要是运化、统血、主肌肉和四肢。脾为"后天之本"，主运化水谷精微，人身的肌肉四肢皆赖其煦养，清阳之气靠脾气的推动以布达，所以脾脏的功能健旺与否，往往关系到肌肉的壮实和衰萎。所以，关节炎、脚趾痛等均为疾病的表象，而不是病因，脾脏患病才是痛风疾病的病因所在。在治疗时重点在于治疗脾脏，恢复脾脏的运化功能，使其经脉滑利、气血流畅、代谢加快，促使病情逐渐好转。同时还要对其他脏腑的经络做全面调整，避免并发症的发生，这有利于痛风病证的恢复。这时候，借助于经络按摩操便是一个很不错的选择。

接下来便对这套按摩操进行具体介绍。

（1）在通过按摩操治疗痛风的时候，外关、脾俞和阳陵泉是首选穴位（图 25）。

外关穴位于前臂背侧，当阳穴池穴与肘尖的连线上，腕背横纹上 2 寸，尺骨与桡骨之间。它是三焦经的络穴，又是八脉交会穴之一，交阳维脉。具有联络气血、补阳益气的功效。阳维脉主要维系、联络三阳经，主一身之表，外关穴也是以治表证为主。

脾俞是补脾气虚的要穴，关于它的位置、功效，我们在第四章已经详细介绍过了，这里就不再重复了。

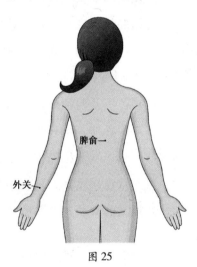

图 25

阳陵泉，又名筋会、阳陵、阳之陵泉，在小腿外侧，当腓骨头前下方凹陷处。属足少阳胆经，是五输穴之合穴，八会穴之筋会，为筋气聚会之外，具有舒肝利胆、强健腰膝、促进血液循环的功效。故阳陵泉是治疗筋病的要穴，特别是下肢筋病，临床较为常用。

（2）具体操作方法为：每天用手指指腹或者指节向下揉压脾俞穴和阳陵泉，并以画圆的方式按摩；用拇指的指腹向下按压外关穴，并以画圆的方式按摩，左右手交替进行。

（3）痛风的患者除及时治疗外，在日常生活中还应做好一些预防性的工作，把住"进口关"。在饮食上，要少吃高蛋白食物，如牛羊肉、牛奶、鸡蛋、鸭蛋、皮蛋，及菠菜等，还要少喝酒。

痛风绝不是一朝一夕就能治愈的，除注意日常饮食外，关键是要注意治疗的及时性。发现病证要及时治疗，当病证开始出现时，关节腔内就已经存有结晶体，通过治疗将晶体溶化入血，再排出体外是一个过程，需要一定时间。晚治不如早治，做到经常性治疗，使疾病在没有发生时就得到有效的控制，防患于未然；防止并发症的发生。痛风病若不及时治疗就会波及其他脏腑，出现动脉硬化、冠心病、脑血管意外、肾衰竭等症状。此外，痛风患者还要注意夜尿的次数，当尿酸盐结晶损伤了肾小管，肾脏的浓缩功能出现问题时，可导致夜尿增多，使病情加重。但应与一些特殊情况加以区别，如睡觉前饮水，水果吃得过多、失眠等。

近视：眼部"经络操"

绝大部分小儿近视和幼儿近视都是假性近视，这个年龄段孩子所患的近视中真性近视的比例很小。所以预防近视、保护视力要从小开始，这样便能够避免孩子的世界逐渐变得模糊。

眼睛与经络的关系非常密切。例如印堂、睛明、上关等很多重要的穴位都集中在眼睛的附近，所以，孩子做眼部"经络操"就能够促进眼部气血的运行，从而增强对假性近视的防治能力。

目前，近视的发生开始呈现低龄化的趋势，学校里的"小眼镜"也越来越多，针对这种情况，越来越多的家长开始给孩子选择中医按摩、针灸等方式来进行辨证施治，这样可以获得很好的效果，而且比很多的"药"都来得更实在、更健康。

除去前往医院进行经络按摩之外，在此再向家长们介绍一套眼部"经络操"，平时家长可以协助自己的孩子多加练习，方便而又有效果。

眼部"经络操"涉及一个相当重要的穴位，那就是风池穴，因为风池穴的功能非常强大，它是人体足少阳胆经上的重要腧穴之一，被誉为治疗儿童近视首选的穴位，另外还有一个很好的"副"作用，就是预防感冒。风池穴位置在哪儿呢？在我们的后颈部，枕骨下方，两条大筋外缘陷窝中，与耳垂齐平（图26）。

当找到孩子的风池穴之后，我们可以用大拇指朝鼻子尖儿的方向进行按揉，也可以朝眼睛方向进行按揉。在按揉风池穴的时候，父母一定要记住让孩子闭着眼睛，这样才能达到最佳效果。

除去这个方法之外，还有一个更好的方法就是让孩子做"眼保健操"。《素问·五脏生成》篇里就有记载"诸脉者皆属于目"，说明眼睛与经络的关系密切。例如印堂、睛明、上关等很多重要的穴位都集中在眼附近。所以，孩子做眼保健操是对保护

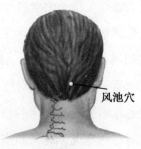

风池穴

图 26

视力大有裨益的。

想要帮助孩子预防近视，父母们还有一些注意事项需要注意：孩子的自觉性比较差，所以一定要好好矫正他们不正确的学习姿势，每次看电视、玩电脑最好不要超过 40 分钟，布置孩子的学习环境时也要替他们考虑到光线的问题。同时还要鼓励他们多进行一些户外活动，最好家长也可以一起参与，这样孩子的眼睛就能够得到很好的保养，视力自然也就会越来越好。

感冒：心包经按摩操

大部分感冒都是由病毒引起的，能够引发感冒的病毒有 200多种，而只有 10% ~20% 的感冒都是由细菌所引起的。1 岁以内的婴儿由于免疫系统尚未发育成熟，所以更加容易患感冒。宝宝感冒发热时，父母总是会急得团团转，将家里的药箱翻个底朝天，就怕耽误了治疗宝宝的病。不过感冒药吃了一大堆，有时却收不到想要的效果。其实，在这个时候，要想解决孩子容易感冒的问题，最重要的不是吃药，而是要想办法提高孩子的身体抵抗力。这样便不容易受到感冒病毒的侵扰了。

想要提高宝宝身体抵抗力的方法也很简单，因为治疗宝宝感冒发热的真正无副作用的"灵药"就在做父母的手上！只要推按心包经就好。

根据中医的观点，感冒发热是由肝火旺所导致的，究其根本原因就是身体受寒，导致肾寒，肾主水，是滋润全身脏器的，而肝最需要水的滋润，肾的"水"少了，肝就"上火"了，所以人体的体温便会上升。而通过推按心包经可以直接滋润肝脏、泻肝火，进而能够强化心肺的能力、降体温，也就加快了感冒的痊愈。

在按摩的时候要先从孩子左手的劳宫穴开始，沿着手臂内侧推到手肘窝的曲泽穴，这两个穴位中间的位置叫作天河水，是心包经的一段。一般情况下，对这个部位进行半个小时的推按之后，孩子的咳嗽就可以止住了，开始想要睡觉，推两个小时之后，体温就会基本恢复正常了。按照同样的方法对孩子的心包经进行推按，坚持一段时间之后，感冒便会痊愈了（图27）。

通过中医对小儿感冒进行治疗，可以避免西医治疗的一系列弊端，因为西医治疗小儿感冒一般就是先验血，接下来便是对症抗菌消炎治疗，这样虽然用上一两天便能将孩子的发热治好，但是却是一种治标不治本的方法，几次折腾下来，便会严重影响到孩子的精神。以其这样费力又伤身体，还不如将孩子自己身体上

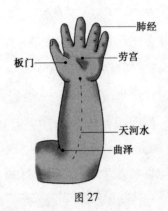

图 27

的大药充分利用起来，只要父母多花一点心思，运用灵巧的双手，就肯定能够从根本上帮助孩子调养身体、增强体质，再也不怕感冒找上他们了。

便秘：通便经络操

很多年轻的父母可能都遇到过这样一个问题：当孩子到了一个完全陌生的环境中，或者是饮食突然改变，比较单一的时候，就会有好几天不解大便。这个问题虽说不是什么大问题，但是也确实是挺让人着急的。

究其根本原因，便是因为小儿为稚阴稚阳之体，很容易被伤及正气。所以，一旦小儿便秘，就很难用大人的药或者是治疗方法来对其进行改善。这时父母可以用通便经络操来将正气再次送还给孩子。

　　事实上，宝宝的便秘，是分为实秘和虚秘两种情况的。

　　（1）实秘。实秘宝宝的大便呈干结状，经常会出现口干口臭或者是有嗳气的现象，小便不仅黄而且少。这种情况便是东西吃多了，肠胃积聚了太多的热量而造成的，这时候可以先清大肠 300 次，由虎口直推向食指端；然后再对足三里穴进行大约 3 分钟的按揉。

　　（2）虚秘。由气血虚弱所致的便秘，也就是虚秘的孩子一般表现为说话声音小，有气无力等。这是因为身体血气虚损不能滋润大肠而造成的。所以我们可以从胃经着手，用右手拇指从小孩大拇指掌面第 2 节，即胃经点推向掌心，推 100 次左右；然后补脾经 300 次，即在孩子的拇指指腹上进行旋转按摩。

　　通过这两种方法来治疗小儿便秘具有很好的效果，一般情况下，连续推 3 次小儿就能够解下大便。不过需要提醒大家的是，按摩之前要在按摩位置涂上婴儿油或者是爽身粉，这样可以起到润滑作用，保护宝宝的皮肤。

　　如果你一时间无法判断孩子是实秘还是虚秘，那么便可以采用一种治疗便秘时通用的按摩方法。就是在孩子出现便秘后按揉阳池穴，推按承山穴，并按揉腹部，这样就可以缓解孩子的便秘症状。

　　阳池穴是治疗便秘的主要穴位（图 28），位于孩子腕背横纹上，前对中指、无名指指缝，具有温肾补阳的作用，用拇指在此穴位上进行旋转按揉，持续进行 1 ~ 2 分钟，力度要稍大一些，进行较强的刺激，便会具有很好的通便作用。

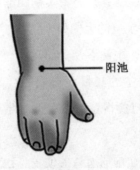

阳池

图 28

承山穴则位于腿肚，当伸直小腿和足跟上提时腓肠肌两肌腹之间凹陷的顶端处。按摩此穴位需要自下而上直推 50 ~ 100 次，能够通经络、辅助排便。

在推摩腹部的时候，要用指腹在腹部进行顺时针方向的旋转快摩，直至感觉到腹部发热、变软即可停下。一般 1 天按摩 1 次，5 天为一疗程，便秘急性期按摩 1 ~ 2 次即可见效。

当然，想要预防孩子便秘，最为重要的还是要让孩子养成良好的排便习惯，每天按时坐盆排便，这才是治本的方法。同时，在饮食方面，父母要注意改变单一的饮食结构，让孩子多吃一些蔬菜以及粗纤维食物。满周岁的孩子可以适当吃一些香蕉、红薯等润肠食品，同时避免进食辛辣刺激性或者是难以消化的食物。

发热：天门、坎宫按摩操

发热是孩子的多发病、常见病，以孩子的体温异常升高为主要症状。但也有些孩子体温正常而用手触摸体表有灼热感，或伴有头痛、鼻塞、流涕、嗓子疼等症状，家长也应该注意。

孩子发热大多有三个原因：外感发热，就是指感冒而言；肺胃实热，即胃有积食伤害或者长期便秘；阴虚内热，孩子体弱病多，久病伤阴，导致阴虚发热。

（1）外感发热的发病是由于孩子体质弱，抵抗环境能力不足，加之冷热不知调节，家长护理不周，易被风寒所侵，风寒侵袭体表，破坏孩子自身的免疫功能导致发热。所以外感发热是最常见的孩子发热。

无论是外感发热还是内感发热，其本质都是孩子的身体虚弱，没有足够的抵抗力。所以说，如果想要防止孩子出现发热的症状，首先要做的便是增强孩子的体质。

采用推拿的方式便可以有效提升孩子的体质，不过要格外注意的是，要准确地分辨孩子的发热时由于风寒侵犯还是风热侵犯的。要根据不同的症状，采取不同的推拿方法。

发现孩子发热就应该立即使用这个基础疗法，也就是常例，包括开天门、推坎宫、推太阳、按总筋、分阴阳。清脾经 250

次，清肝经 200 次，清心经 100 次，清肺经 300 次，推三关 90
次，推六腑 30 次，按肩井 2～3 次。

风寒引起发热的症状：孩子会出现头痛、全身疼痛、怕冷、
无汗、鼻塞、流涕、咳出的痰液稀薄、舌苔薄白、食指脉络鲜红
等症状。治疗基础推拿疗法加上掐二扇门、拿风池穴 4～5 次。

风热引起发热的症状：孩子会出现微微汗出、口干、嗓子
疼、流黄鼻涕、舌苔薄黄、食指脉络红紫等症状。基础推拿疗法
加推脊柱 10 次、推天河水 10 次。

（2）肺胃实热。有一些孩子会出现饮食的不好，或者是食积
或者是不消化，这都会造成肺胃功能郁阻而化热。大多数的症状
都是孩子高热并且便秘三天以上，伴有面红、气促、不想吃东
西、烦躁哭闹、口渴而不想喝水、舌红苔燥、指纹深紫的症状，
这是肺胃实热的表现。治疗可清脾经 400 次，清肝经 300 次，清
心经 250 次，清肺经 350 次，补肾经 200 次，清大肠 120 次，水
底捞明月、推天河水各 20 次，按肩井 2～3 次。

（3）如果孩子体质弱、先天不足、后天营养失调、久病伤阴
都可能导致肺肾不足、阴液亏损，引起日久发热不退。孩子发热
时间在中午过后，而且手脚都很热，身体瘦小，夜间睡觉出汗，
食欲减退，舌红苔剥，食指脉络淡紫。以基础的疗法再加上补脾
经 300 次，清肝经 250 次，清心经 200 次，补肺经 350 次，补肾
经 400 次。揉上马、清天河水、按揉涌泉各 80 次，按中脘 90 次
按揉内劳宫 100 次，按肩井 2～3 次。

在日常生活当中，有些家长用手摸一摸孩子的头，感到皮肤

发烫，就认为孩子是发烧了。还有些家长认为，只要孩子的体温超过37℃就是生病了。其实，这种认识并不是完全正确的。孩子的体温在某些因素的影响下，常常可能出现一些波动。比如在傍晚时，孩子的体温往往比清晨高一些。孩子进食、哭闹、运动后，体温也会暂时升高。衣被过厚、室温过高等原因，也会使体温升高一些。这种暂时的、幅度不大的体温波动，只要孩子一般情况良好，精神活泼，没有其他的症状和体征，一般不应该认定是病。

腹泻：推拿捏脊操

　　天气渐凉，患腹泻的孩子明显增多。引起小儿腹泻的原因很多，此时腹泻多由轮状病毒引起，其临床多表现为：大便次数较多，每日五六次，甚则十几次，大便呈蛋花汤样便，或水样便，或溏稀便，或夹黏液。小儿腹泻严重者，常因大量水样便而出现脱水情况，治疗不及时，亦可出现死亡。

　　中医认为，小儿腹泻是脾胃功能失调或外感时邪所致，这是因为孩子的脾胃很脆弱，承受不住一点侵害，所以很容易腹泻。临床可分为伤食泻、惊吓泻、风寒泻、湿热泻和脾虚泻，小儿秋季腹泻以脾虚泻最为多见。所以要解决小儿腹泻的问题，便要注重调理其脾胃。具体的话便可以通过捏脊的方法来进行。

中医采用推拿捏脊疗法治疗小儿秋季腹泻时，可酌情选用补脾土、揉板门、揉外劳、运内八卦、揉脐、摩腹、按揉足三里等推拿手法。捏脊疗法中运用推拿的推、捻、捏、提、按、抹等手法，配合其他推拿手法与穴位，治疗小儿秋季腹泻有较好的疗效。

具体操作方法。

（1）补脾土：脾土穴在拇指桡侧边缘，家长用左手食、拇指捏住小儿大拇指，用右手指腹循小儿拇指桡侧缘向掌根方向直推。

（2）揉板门：板门穴在手掌大鱼际平面，家长用右手拇指指腹旋揉小儿手掌大鱼际。

（3）揉外劳：外劳宫穴在小儿手掌背正中，家长用右手食指指腹按揉小儿手掌背中心的外劳宫穴。

（4）运内八卦：内八卦穴在手掌面，以掌心为圆心，从圆心至中指根横纹约2/3处为半径做圆，内八卦穴为一圆圈。家长用左手捏住小儿手指，用右手拇指在小儿掌心做圆圈运动。

（5）揉脐：脐即肚脐，家长用中指指腹或掌根揉之。

（6）摩腹：腹指小儿腹部，家长用四指指腹或全掌放在小儿腹部做圆周运动。

（7）按揉足三里：足三里穴在膝下三寸外侧一寸，家长用拇指或中指指腹在足三里穴做按揉。

（8）捏脊：捏脊时，主要将手法作用于小儿后背的脊柱及两侧，脊柱属中医督脉，主一身之阳，捏脊可调理阴阳，健脾补肾。操作时，家长以双手食指轻抵脊柱下方长强穴，向上推至脊柱颈部的大椎穴。同时双手拇指交替在脊柱上做按、捏、捻等动作，共捏六遍。第五遍时，在脾俞、胃俞、膈俞做捏提手法。第六遍结束后，用双手拇指在小儿的肾俞穴轻抹三下即可。捏脊疗法在每日晨起或上午操作效果最佳。

小儿在腹泻时，要补充液体，父母可用口服补液盐给孩子冲水喝。饮食上要忌一切寒凉、厚味的食物，忌暴饮暴食。父母要依天气变化及时给孩子增减衣物，预防感冒等。要让孩子参加适当的体育活动，以增强体质。

🔹 发育迟缓："三穴合一"增高药

如果孩子在长身体的时候发育不好，长得慢的话，最发愁的恐怕就要属家长了。为了能够让孩子长得又高又壮，有些家长便会让孩子试用不少的增高类产品，但是却非常难见效果。还有的家长在三餐的烹调上加倍用心，给孩子吃丰盛的鸡、鱼、肉、蛋，结果孩子个头没长多少，腰围倒是上去了。这从某种意义上来说，也是孩子体质不好的一种具体表现。

所以说，如果想要让自己的孩子长高个儿的话，首先要做的便是要增强孩子的体质，促进其生长发育。其实，让孩子长个子的"天然药库"就在他们自己身上，找到涌泉、足三里和三阴交三个穴位（图29），将它们搭配起来使用就是令小孩增高的独家秘诀。

为什么对这三个穴位进行按揉可以很有效地令孩子增高呢？从中医的观点来看，儿童身高增长缓慢或者长不到正常的高度，主要是由两个原因造成的。

一是脾胃虚弱，气血不足，营养得不到很好的供给，就会生发无力；二是肝肾郁结，全身的气血不畅通，结果也会导致生发不畅。

对于这个问题，最好的解决办法就是父母从疏通经络、活跃气血两个重要的方面着手，积极调动孩子的身体潜能，改善孩子的脏腑功能，才可以从根本上解决问题。上面说的这套方案完全符合这些"药理"，而且要比许多药都灵得多。

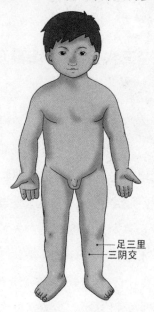

足三里
三阴交

图29

在晚上睡觉之前，给孩子按揉涌泉穴约 80 次；然后再按揉足三里穴约 100 次；最后是三阴交穴，按揉大约 80 次。

除去上面的建议外，想要让孩子长高，还有很重要的一点便是不能够忽视孩子的身体锻炼，这也是令孩子长高的重要条件之一。现在很多父母都忙于各自的工作，很少能够腾出时间来督促孩子们进行日常运动，其实，科学的锻炼才是孩子长高的催化剂，有时间的话，父母可以陪他们打打羽毛球、篮球，跳跳绳等，最好是多进行一些以下肢运动为主的锻炼，这样对于孩子的身高增长是非常有帮助的。

除去上面所提到的，让孩子脱掉鞋子，光着脚丫子走路也是一个非常好的促进孩子长高的办法。因为脚底分布着很多经络，赤脚行走可以刺激到很多相关的穴位，疏通经络，促进孩子身高增长。建议每周可以让孩子赤脚锻炼 1~2 次，每次进行 15 分钟，这样持之以恒进行下去，必然会对身体骨骼的发育产生有益的影响。

第十七章

缓解男女9种常见病
的有效方法

《黄帝内经》载："经脉者，所以行气血，营阴阳，决死生，处百病，调虚实，不可不通。"这话的意思是说生命是否存在，决定于经络。疾病之所以发生，是由于经络出了问题。疾病之所以能够治疗，也是由于经络的调控作用。

　　经络学说是我国古代的伟大成就，它是我们人体中一个无形的调度、控制系统，在人们不知不觉之间控制和决定着人体的健康。

🐚 乳腺疾病：太冲、膻中按摩操

　　乳腺疾病是现阶段危害女性健康的主要疾病之一，尤其是乳腺癌严重威胁着妇女的生命。一般乳腺疾病都有乳房包块的症状，但也并不是所有摸起来像包块的感觉都意味着患上了乳腺疾病。有的女性尤其是年轻的未婚女子，乳腺的腺体和结缔组织都可能会出现厚薄不均的现象，摸起来也会有疙疙瘩瘩或者是颗粒状的感觉，这可能都是正常的，用不着因此而感到忧心忡忡。如果是新长出来的包块那就需特别注意了，因为在青春发育期后出现乳房肿块，便很有可能是乳腺疾病所导致的。因此，学会自我检查乳房，及早发现病情，及早进行治疗是十分重要的。

　　从中医的角度来看，乳腺系统疾病都是由肝经惹的祸。肝经经过乳房，当人的情绪不好时，肝气郁结，气不通畅，便会影响到乳络，从而引发各种乳腺病，比如说乳腺炎、乳腺增生症甚至是癌变等。因此，治疗乳腺疾病的首要任务便是要疏通肝经，让心情好起来。下面我们就分别介绍一下乳腺炎和乳腺增生症的经络治疗方法。

　　1. 患了乳腺炎，用太冲和膻中来治

　　做了妈妈可以说是女人一生当中最大的幸福，但是新妈妈们也经常会面临这样的情况：给宝宝喂奶一个月左右，乳头就会开始皲裂、胀痛，感觉特别疼，甚至都不敢喂奶了，因为一喂奶就会感觉到痛得不得了，严重时甚至碰都不敢碰乳房一下，因为一碰就会感到胀疼。其实这就是乳腺炎的症状，一般以初产妇较为多见，多在产后的 3 ~ 4 周内发病。如果不进行及时处理的话，则很容易发展为蜂窝组织炎、化脓性乳腺炎。

如果你不小心得了乳腺炎的话，一定要及时采用按摩和一些辅助疗法，以防以疾病恶化。

具体的操作方法为：坚持在每天 15 至 17 点按揉太冲和膻中穴 3 ~ 5 分钟，然后捏拿乳房，用右手五指着力，抓起患侧乳房，一抓一松进行揉捏，反复 10 ~ 15 次，重点放在有硬块的地方，坚持下去就能使肿块变得柔软。

除去按摩之外，还可以通过热敷疗法来治疗乳腺炎。将仙人掌或者六神丸捣碎加热后外敷 5 分钟。

此外，哺乳时期的新妈妈还要注意穿棉质内衣，因为鲜艳夺目的尼龙化纤材料的内衣，会有一些微小的线头掉下来，这些掉下来的线头非常容易钻到乳头里面，从而引发炎症。

2. 按压行间和膻中穴，可以有效地防止乳腺增生症

乳腺增生症在成年女性中极为常见，多见于 25 ~ 45 岁的女性，其本质上是一种生理增生与复旧不全造成的乳腺正常结构的紊乱，症状即双侧乳房同时或者相继出现肿块，这种肿痛会在经前加重，经后减轻。在我国，囊性改变非常少见，多以腺体增生为主，故多被称为乳腺增生症。

很多患了乳腺增生症的女士都会非常紧张，生怕和乳腺癌挂上钩。其实，大可不必这么紧张，乳腺增生症演变成乳腺癌症的概率是很小的，只要注意调整自己的情绪，舒缓压力，再配合一些按摩治疗，乳腺增生症是不会对健康造成什么威胁的。

具体的操作方法为：每次于月经前 7 天开始，每天都用手指按压两侧的行间穴，每次按压 2 分钟，或者是从行间向太冲推，临睡前按揉膻中 2 分钟，或者沿着前正中线从下向上推。月经来后即停止。这样可以解除乳房胀痛，防止乳腺增生症。

防止乳腺增生症除去通过按摩进行预防之外，还要注意改变生活当中的一些环境行为因素，从根本上防止乳腺增生症的进一步发展。比如说调整生活节奏，减轻各种压力，改善心理状态；注意建立低脂饮食，不吸烟、不喝酒、多活动等良好的生活习惯；注意防止乳房部位的外伤，等等。

经前综合征：舒心安神操

在每次月经来的前几天里，许多女性都会变得情绪不稳、焦虑紧张，甚至还会出现胸部肿胀、头痛和睡不好的症状，注意力也大多没有办法集中。可是到了月经真正来潮的时候，这些症状就会消失。这就是 PMS，也就是通常所说的经前综合征，是女人专属的情绪指标。

众所周知，许多女性在月经周期中存在情绪波动问题，尤其是在月经前和月经期，情绪十分低落，抑郁或脾气暴躁。主要表现为烦躁、焦虑、易怒、疲劳、头痛、乳房胀痛、腹胀、水肿等，其实，这全是心血不足惹的祸。有些女性本身心血不足，月经时大量气血又被派到冲任，心血更虚了，心主管神志，心自身都衰弱了，怎么能好好地管制神志呢？所以会造成情绪上的波动，或低落或焦虑。可见，要想避免经期的情绪波动就要补充气血，安神定志。想要做到这点，最好、最有效、最便捷的方法就是做舒心安神操。这套操中主要涉及心俞和神门这两个穴位。

心俞穴位于人体背部，在第五胸椎旁边大约 1.5 寸的位置处，宽度大约为两指，这个部位是心功能的反应点，心血不足的时候，心俞被按的时候，会感到又酸又疼，平时常按揉这个部位就能够补心。

神门穴在手腕的横线上面，弯曲小拇指，牵动手腕上的肌腱，肌腱靠里的位置就是神门穴的位置（图 30）。神门穴是心经的原穴，可以补充心脏的原动力，每天坚持按揉这个穴位能够补心气、养心血，气血足了，神志自然也就变得清醒起来了。

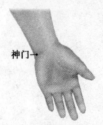

神门→

图 30

建议每天早晚对两侧的神门穴进行 2 ~ 3 分钟的按揉，然后再对两侧的心俞穴进行 2 ~ 3 分钟的按揉，只要长期坚持下去，相信就能够让你在经期有个好情绪，可以轻松愉快地度过经期。

除去按摩治疗外，容易出现经期情绪波动的女性还要注意保持心情舒畅，因为这是防止本病发生的重要因素。做好自我调整并适当发泄情绪有利缓解病情。但患者如果自己难以克服，也可借助情志治疗。

痛经：活血瘀经络操

现在很多时髦的女孩子都非常喜欢穿裙子，低腰裤和露脐上装也是她们的至爱，甚至是到了冬天也不爱穿毛裤、棉裤。

像这个样子一直下去，夏美三伏，冬美三九，会令寒毒在身体里面越积越多，痛经自然也就找了上来了，每月那几天总会让人痛得死去活来，于是痛经的姐妹便会常常抱怨，为什么做女人要遭这份罪。

这个症状可以通过活血瘀经络操来进行解决。每天晚上 9 点钟，三焦经当令的时候，先对关元、水道和归来穴进行点按刺激，然后再用点燃的艾绒进行熏烤，让艾草的药效深入穴位当中，以便发挥其功效。

这些穴位当中的关元穴可以补元气、固根本、增加自身正气，可用以驱逐寒邪；水道、归来则专治痛经，又临近子宫，是子宫的守护神，能够在第一时间内温煦寒凉的子宫（图 31）。

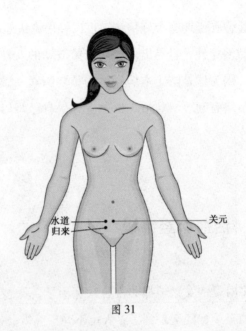

水道
归来

关元

图 31

如果你不愿意用牙签刺激穴位的话，还有另外一个不错的办法，只要买回一个温灸器，两三盒艾条，于每次月经来临的前十天开始直到月经来临，每天灸烤关元、水道、归来三个穴位，每次灸烤 20 分钟就可以了。一般连续治疗三个月就能够将痛经的毛病根除。

中医讲究"寒证热治"。既然痛经这种病是冻出来的寒证，我们就要用"热"来对付它，我们的武器就是艾草。艾草性温，入肝、脾、肾经，能温暖子宫、祛除寒湿、疏通经络。但如果治愈之后你还继续大量地吃冰激凌和雪糕等寒凉的食物，或者是夏天不停吹空调，冬天穿得很少的话，痛经则还是会随时来找你的，所以生活当中一定要对这些问题加以注意。

💠 不孕症：补肾养胞脉操

不孕症是指育龄妇女结婚 2 年以上，丈夫生殖功能正常，夫妇同居有正常性生活且未采取避孕措施，仍然没有怀孕的病证。卵巢功能低下或卵巢内分泌障碍，或黄体功能不全，以及下丘脑、垂体、卵巢之间内分泌平衡失调是引起女性不孕症的常见原因。中医认为不孕症与肾的关系密切。肾虚不能温煦胞宫，或肾虚精血不足、肝郁气血不调，皆致胞脉失养而致不孕。

不孕症可以采用经络按压疗法。按压疗法可以根据不同的病证表现来选取组穴。

1. 肾阳亏虚

婚后不孕，月经后期或闭经，经量少色淡，腰脊酸软，形寒肢冷，小腹冷坠，头晕耳鸣。舌淡苔白，脉沉迟。

按压穴位疗法：取任督脉、足少阴肾经经穴进行治疗。

按压手法要求：力度逐渐加大，动作平稳和缓，抵患处或穴位深处，每穴按压时间要稍长，可持续按压 30～60 秒，并可逆时针揉动，穴下刺激感要小，以达补虚祛病之效。

选用穴位：肾俞、气海、关元、命门、曲骨、太溪、照海。

2. 肝郁血虚

婚后不孕，经行先后不定期，经血紫红有块，量少，面色萎黄，胸胁乳房胀痛，情志不畅。舌淡苔薄白，脉细弦。

　　按压穴位疗法：取足厥阴肝经、足太阴脾经、足阳明胃经穴进行治疗。

　　按压手法要求：力度逐渐加大，动作平稳和缓，抵患处或穴位深处，每穴按压时间要稍长，可持续按压 30～60 秒，并可逆时针揉动，穴下刺激感要小，以达补虚祛病之效。

　　选用穴位：关元、气海、子宫、太冲、肝俞、中极、足三里、三阴交（图 32）。血虚身热加血海，头晕心悸者，加百会、神门。

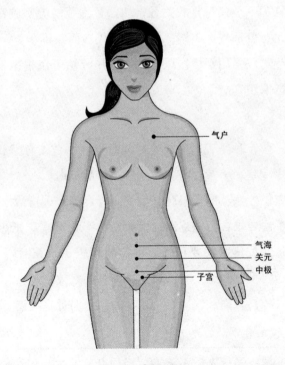

气户

气海
关元
中极
子宫

图 32

3. 瘀滞胞宫

经期错后，经行涩滞不畅，小腹隐痛，经血夹有紫块。舌质暗或有紫斑，苔薄黄，脉滑或涩。

按压穴位疗法：取任脉、足太阴脾经、足阳明胃经穴进行治疗。

按压手法要求：用力适中，平补平泻，可按不同方向旋转揉动，每穴按压时间约 10～40 秒，穴下要有一定刺激感，以产生治疗效果。

选用穴位：中极、气冲、丰隆、气海、血海。

另外，有一些患不孕症的女性怀疑自己是因为身体不好而不孕，想对身体进行一次大滋补。但是专家提醒要区别对待，无目的地服用太多保健滋补品可能会加重病情，一定要谨慎。

🕉 闭经：闭经调理操

月经，又称做月经周期，是性成熟女子的一种正常的生理现象，因多数人是每月出现 1 次而称为月经，它是指有规律的、周期性的子宫出血。但若女子年龄超过 18 岁，仍无月经来潮（除暗经外）；或已形成月经周期而又中断达 6 个月以上者（妊娠或哺乳期除外），则是患上了闭经。

女性在闭经后，千万不要紧张，只要每天坚持按揉关元、气海、三阴交、足三里、血海等穴位就可以把病治好了。

具体操作方法如下。

1. 患者仰卧位

（1）点按关元、气海、三阴交、足三里、血海，每穴约 1 分钟。

（2）摩法。医者两手掌指相叠，以肚脐为中心，沿着升、横、降结肠，按顺时针方向按摩 5 分钟，以腹部有热感为宜。

（3）拿提法。医者两手掌指着力，分别置于腹部两侧，自上而下、自外向内沿任脉将腹部肌肉挤起，然后两手交叉扣拢拿提，反复施术 7 次。

2. 患者俯卧位

（1）点按肝俞、肾俞、膈俞、胃俞，每穴约 5 分钟（图 33）。

（2）推揉法。医者两手指掌分别置于背、腰骶部膀胱经和督脉上，边推边揉反复施术 3 分钟。

（3）擦法。医者两手交替进行，一手全掌着力置于腰骶部及八髎穴处，反复擦摩至皮肤微红、有热感为宜。

经穴按摩治疗功能失调引起的闭经，效果尚佳，但必须与早期妊娠鉴别。如患者是由严重贫血、肾炎、心脏病、子宫发育不全、肿瘤等引起的闭经，应采取相应的治疗措施。

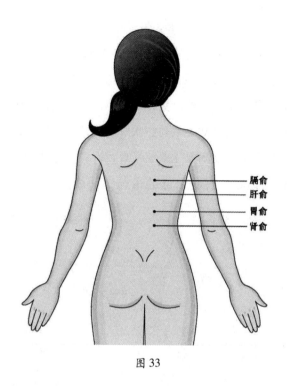

图 33

🏵 更年期烦躁：三阴交按摩操

　　更年期是女性卵巢功能从旺盛状态逐渐衰退到完全消失的一个过渡时期，包括绝经和绝经前后的一段时间。在更年期，妇女可出现一系列的生理和心理方面的变化。

　　部分妇女在更年期会出现一些与性激素减少有关的特殊症状，如早期的潮热、出汗、情绪不稳定、易激动等。晚期因泌尿生殖道萎缩而发生的外阴瘙痒、阴道干痛、尿频急、尿失禁、反复膀胱炎等，以及一些属于心理或精神方面的非特殊症状，如倦怠、头晕、头痛、抑郁、失眠等，称为更年期综合征。

多数妇女能够平稳地度过更年期，但也有少数妇女由于更年期生理与心理变化较大，被一系列症状所困扰，影响身心健康。因此每个到了更年期的妇女都要注意加强自我保健，保证顺利地度过人生转折的这一时期。自我保健的最佳方法就是按压三阴交穴位（图34）。

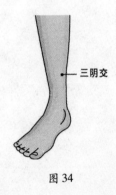

三阴交

图 34

三阴交位于内踝上 3 寸处，胫骨后缘。女性朋友对于这个穴位应该予以高度重视，对它进行经常刺激，可以治疗月经不调、痛经等妇科常见病证。

在饮食上，对于更年期有头昏、失眠、情绪不稳定等症状的女性，要选择富含 B 族维生素的食物，如粗粮（小米、麦片）、豆类和瘦肉、牛奶。牛奶中含有的色氨酸，有镇静安眠功效；绿叶菜、水果含有丰富的 B 族维生素。这些食品对维持神经系统的功能、促进消化有一定的作用。此外，要少吃盐（以普通盐量减半为宜），避免吃刺激性食品，如酒、咖啡、浓茶、胡椒等。

秃顶：头发助长操

脱发是件让中年男性感到烦恼的事情，眼看着自己的头发在一天天变得稀少，却又无能为力，那种尴尬自不必细说。一般情况下，年轻健康的男性平均每天会掉落100根左右的头发，在这之后通常会长出新的头发来进行接替。但是，随着年龄的增长，掉的会越来越多，而新长的会越来越少。

有时候，一些在其他方面都非常健康的男性在他们年老的时候头发反而会掉光，这在西医里至今仍是一个未解的谜团。不过，我们可以站在中医的角度分析一下这个问题。

人的头发与人体中肾经和肝经这两条经脉的气血紧密相关，所以中医才有着"发为肾之华，发为血之余"的说法。头发的质量和肾有很大的关系。肾还主收敛，如果一个人肾气的收敛性比较强的话，头发被"锁住"了养分，就不容易脱发，反之，肾精的收藏力量不够，脱发就跟着来了。

另外，肝血不足也是脱发的重要原因。头发其实还有个别名，叫作血余，因为肝主生发，所以当肝血不足的时候，头发就会变白和干枯，最终就会导致脱发。一般患有肝脏疾病的中年男性普遍都有掉发的现象，那就是典型的肝血不足所致。

所以说防治脱发有两点要注意，一是要补肝血，二就是补肾气。

首先，建议那些为脱发所烦恼的朋友，在每晚临睡前一定要花时间刺激肝经上的太冲，以 10 分钟为宜。太冲位于脚背大拇指和第二趾中间，在找到了这个位置之后，再顺着那个点向后移动，一直到脚背最高点的凹陷处即是。此外，空闲时间也可以敲肝经，同样可以让你补足肝血。

其次，补肾气首选的穴位便是涌泉穴，将所有的脚指头用力进行弯曲，脚掌凹陷处就是涌泉穴。涌泉是肾经的要穴，坚持按摩可以改善肝肾不足和气血亏损，有滋阴凉血、养血乌发之效。每天睡前按揉约 3 分钟即可。

除此之外，还有一个防脱发的"懒办法"，那就是梳头，用梳子梳理头发，就可以刺激百会、太阳、玉枕、风池等重要穴位，疏通血脉，头发当然就会越来越"根深蒂固"。

可能很多脱发的人都知道，如果有段时间压力很大，茶不思饭不想，还失眠的话，头发就会大把大把地往下掉。为什么出现这种现象呢？因为精神刺激或长期的精神压力会造成肝肾亏虚，掉发当然就会"不请自来"。所以拥有好的心情很重要，胸襟要豁达，心态要平和。

肾虚：补肾气操

过了 30 岁的男人，事业正处于黄金时期，每天都在不停地奔走忙碌，而忽视了身体里那些细微的变化。每天拖着劳累的身体回家，面对妻子，却没有了以前的冲动，夫妻生活的频率也急剧降低，平时也总是觉得腰酸腿软，有苦难言。其实腰酸腿软的症状大多都是由于肾虚所引起的。

如果男人肾虚的话，那么可能他们当中的一大半都在喊腰疼，这是因为"腰为肾之府"，肾不好的话，腰当然就会疼了，男人自然也就会因此而苦恼不已。其实男人的这种"难言之隐"都是可以通过身体里的"内药"来进行治疗的，简简单单问题就可以迎刃而解。

这时候需要做的只不过是找到身体里的大药。

这些大药当中的第一个穴位就是涌泉穴。据说在希腊奥林匹亚山上刻着一句格言："如果你想强壮，跑步吧！"这句话对于中年男性来说，可谓是一种不花钱的壮阳"良方"。为什么呢？从中医的角度来看，人的脚底有个肾经的要穴涌泉穴，最大的作用就是补肾壮阳。涌泉穴位于脚底的前 1/3 处，脚趾向后弯时的凹陷处就是，这个穴位在跑起步来的时候便可以得到充分的刺激。

还有一个重要的穴位就是关元穴，它是任脉和足三阴经的交会穴，也可以说是提高人体性功能的第一大穴，在腹部脐中下 3 寸处。平时可以关元为中心，用手掌轻轻按摩腹部。

最后一个穴位就是肾俞穴，这个穴位位于腰部第二腰椎棘突下，旁开 1.5 寸的地方。肾俞穴是和肾气直接相关的，是肾精储备的重要之处，刺激它就起到了直接"养肾补气"的作用。肾阳最重要的是温补，所以建议采用拔罐的方式保养肾俞穴，或者让家人缓慢按摩，直到产生温热感为止。

需要提醒大家的是，按摩的时候要由轻到重，直至局部产生酸胀感为止。

在生活当中男性还要注意少吃寒凉的东西，因为这些食物伤阳气，容易加重肾虚。可以选择吃一些甜味或者辣味的东西，还可以吃一些温阳的食物，比如狗肉、羊肉、韭菜等。

有句话叫作"病来如山倒，病去如抽丝"，这句话的意思就是说治病不可以太过于心急，当觉得没有什么效果的时候千万不能放弃、半途而废。想要让体内阳气升腾的话，便需要一天一天地进行积累，只要坚持下来，效果自然显而易见。

❧ 慢性前列腺炎：前列腺按摩操

慢性前列腺炎是泌尿外科最常见的疾病，发病率非常高，患者甚多，尤其在一些特殊人群如酗酒者、过度纵欲者、汽车司机、免疫力低下者等。其病因、病理改变、临床症状复杂多样，反复发作还会伤害到男性的肾脏，从而对男性的性功能和生育功能造成一定影响，严重地影响了患者的生活质量，使他们的精神与肉体遭受极大的折磨。

其实，本病并非不可治愈，通过一些按摩方法对前列腺进行一下按摩，便可以收到不错的治疗效果。下面就向大家介绍 2 种操作简便的按摩操疗法。

1. 他人帮助按摩

便后，清洁肛门及直肠下段即可进行按摩治疗。患者取胸膝卧位或者是侧卧位，他人用食指顺肛门于直肠前壁触及前列腺后，按从外向上、向内、向下的顺序规律地轻柔按压前列腺，同时嘱患者做提肛动作，使前列腺液排出尿道口，并立刻小便。

2. 患者自我按摩

患者取下蹲位或者是侧向屈曲卧位，便后清洁肛门以及直肠下段后，用自己的中指或食指按压前列腺体，方法同前，每次按摩 3~5 分钟，以每次均有前列腺液从尿道排出为佳。按摩时用力一定要轻柔，按摩前可用肥皂水润滑指套，以减少不适的感觉。每次按摩治疗至少间隔 3 天以上。如果在自我按摩的过程当中，发现前列腺触痛明显，囊性感增强的话，就要及时到专科门诊就诊，以避免病情加重。

在刚开始做这套按摩操的时候，可能多少会感觉到一些不适，这个时候，便要注意克服，一定要坚持做下去，只有这样，才能收到最后的效果。

除去按摩疗法之外，慢性前列腺炎患者还要养成健康的生活习惯，在饮食方面要注意多吃富含维生素的食品，多吃新鲜蔬菜和水果，饮食宜清淡且容易消化，并要注意少食多餐，保持能量的供给。戒除烟酒以及刺激性食物。

第十八章

经络养生让女人美丽一生

"爱美之心，人皆有之"，经络养生能让女人真正实现由内而外的美。现代女性肩负着事业和家庭两副重担，承受着巨大的压力，学会用经络养生，不仅等于有了个随身的保健医生，还有了个贴心的美容医师，既方便又省钱、省时，何乐而不为呢？

🔖 学会拍手让你气色充盈，面若桃花

心包经和与心经的行走路线一样，都是从胸腔一直到手的，所以，平时多拍手有助于养心，能够令女人的心血充盈，从而加快身体的排毒过程，让你的面部不会长出色斑，保持桃花一般的红润。

大道至简，不一定只有复杂的才是最好的。其实没事多练习一下拍手操便是十分简单而又有效的保养心脏的方法。实际上，拍手养心法操作起来是非常简单的，说白了，就是拍巴掌。在具体进行操作之前，首先来说一下为什么拍拍手就能够养心。

首先，心包经和心经都自手掌上通过，所以拍掌能够充分激活心脏的保护神——心包经和心经，从而使经络畅通，心血充盈。

其次，少冲、少府、中冲和劳宫这四大穴位同样位于手掌上面。其中少冲穴是心经的井木穴，心经的五行属火，禾生火，少冲穴是心经的母穴，可以泻除心的邪火，保留心的有用之火；少府穴是心经的荥火穴，心经之火同少府之火，火火相遇、强强联手，可以泻心的郁浊之火；中冲是心包经的井木穴，属心包经的母穴，可以开心窍；劳宫是心包经的荥火穴，善于清除心之浊气，是去火之良穴（图35）。

除此之外，我们的五脏六腑在手掌部位均具有反射区，拍一

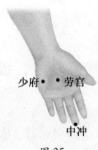

少府• •劳宫

•中冲

图 35

次巴掌能均匀地刺激它们，所以每拍一次手便等于是给自己的身体由里至外做了一次全方位的保养。

在练习拍手养心操的时候，最好选择每天早晨在公园里进行，面朝南方，大口深吸气，想象此气自脚心开始往上冲，把身体的病邪杂质都带出来，冲到胸口时，停留 1 分钟，让气流把胸腔的杂质彻底清洗，然后大口吐出。在呼、吸气之间同时拍手。这样，每天早上花十几分钟的时间对拍手养心操进行联系，就能够保持一整天都精力充沛，面色也会变得越来越好。

另外，在午睡起床之后和晚上 7 点到 9 点心包经当令的时候，同样可以面朝南方，练习拍手法，进行补心、养心。

只要您坚持练习拍手养心操，就一定能够收到养心护心养颜的良好疗效。但应注意装有心脏起搏器或者心率过快的朋友不宜使用拍手养心法。

太冲、合谷和血海，人体自身的祛斑法宝

中医认为，肝主疏泄，负责疏通气运行的管道。如果长期情绪低落，郁郁寡欢，气又出不来的话，就非常容易堵塞气血运行的通道，因为气为血之帅，血为气之母，是推动血行的动力，气不走了，那血自然也就走不动了。血行缓慢，脸上的色素沉淀也就会变得越来越多，最后形成了斑疹。

因此，如果想要祛斑的话，光靠往脸上抹东西是远远不够的，一定要找出根源，在通过切实有效的方法进行治疗。其中太冲、合谷和血海这三个穴位（图36），就是人体自生的祛斑法宝，每天对这三个穴位进行按揉，就可以实现疏肝理气、活血化瘀的目的，这样才能够从根上把斑点去除掉。

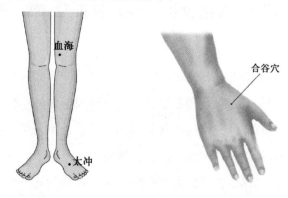

图36

太冲穴是肝的"出气筒"，用手指或者笔帽之类头钝的东西对其进行按压就可以；合谷穴，中医称其为"开四关"，它能够调整全身的气机。将食指、拇指并拢，这时候手背肌肉的最高点就是合谷穴。每天睡觉前对这两个穴位各进行3分钟的刺激，闷气便全都出去了。活血化瘀的穴位当然非血海莫属，每天坚持对两侧的血海穴进行按揉，只要按揉3分钟就可以了。

想要保养好皮肤，不仅要按摩，还要注意日常饮食调养，比如说每天喝一杯西红柿汁或者是多吃一些西红柿都是有好处的，因为西红柿中含有丰富的谷胱甘肽，谷胱甘肽可以抑制黑色素，也可以使沉着的色素减退或者是消失；用玫瑰花、月季花泡水喝，或者是在熬粥的时候放一些花瓣进去，便可以疏肝解郁；多参加一些户外运动，保持愉快的心情等对于祛斑都是非常有帮助的。

❀ 别只盯着化妆柜，列缺就能让皮肤细腻光滑

可能每个人都有过这样的经历，有一段时间自己的皮肤变得很粗糙，甚至连脸颊和手臂上面都会出现很多的小红疙瘩，就如同是小米粒一样，摸过去有突起感，一点都不光滑，虽然不疼也不痒，但是夏天穿短袖、裙子也影响美观。很多人这个时候都会怀疑自己是不是得了什么皮肤病，并且还会为此非常的担心。其实不用害怕的，这并不是什么严重的大病，只不过是因为肺功能

不好而造成的。

《素问·五脏生成》中这样记载肺的功能："肺之合皮也，其荣毛也。"意思是说，肺管理汗孔的开合。我们知道，皮毛包括皮肤、汗腺、毫毛等组织，为一身之表，依赖肺宣发卫气和津液温养、润泽，是机体抵抗外邪的屏障。肺的生理功能正常，皮肤得养，毫毛有光泽，抵御外邪的能力就强，故其荣在皮毛。如果肺功能不好，汗孔就不能正常开关，体内代谢的垃圾就不能随着汗液排出体外，而是在毛孔处堆积，渐渐地，就把毛孔堵住了，所以会在那儿起小疙瘩。因此，要想消除这些烦人的小疙瘩，就要想办法调理肺的功能，让汗液顺利排出来，这时列缺穴当然是首选的穴位了。

列缺是手太阴肺经上的络穴，又是"八脉交会穴"之一，通于任脉，能同时调节肺经、大肠经和任脉，可以通经络、调肺气。这个穴位也很好找，把两手虎口自然平直交叉，一手食指按在另一手桡骨茎突上，指尖下凹陷中即是（图37）。

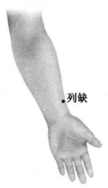

图37

　　具体操作方法：每天用食指按压此穴 3 分钟就可以。时间最好是在凌晨 3 ~ 5 点，因为这个时间段里肺经运行最旺盛，但凌晨 3 ~ 5 点也正是人们睡得正熟的时候，为不影响睡眠，我们可以把时间改在上午 9 ~ 11 点，为什么可以改在这个时间段呢？因为上午 9 ~ 11 点是脾经运行最旺盛的时候，而脾经跟肺经最亲近，它们是同名经，一个在手，一个在足，所以按压的效果也是很理想的。当然，除了指压法，我们还可以采用艾灸法，或者用热毛巾敷列缺穴，效果也很不错。

　　另外，还可以采用多运动和喝热水的方式达到多出汗的目的，只要汗出来了，小疙瘩也就会慢慢消失了。

跟 "黑眼圈" 说再见并没有想中那么难

　　经常睡眠不足、吸烟饮酒过量、性生活不节制等不健康的生活方式，都会使人出现黑眼圈。人的身心疲乏，眼睑局部的血管收缩功能下降，也会造成眼睑处水肿、瘀血，从而使眼睑出现阴影。所以，如果你想了解一个人的生活方式是否健康，看看她有没有黑眼圈就知道了。

　　按照中医的观点，如果人有了黑眼圈，就说明他体内的营养消耗过多，而补充不足，已经有了肾气虚损的征兆。如果黑眼圈是有些发青的黑，则说明肝也有虚损，因为肝是藏血的，有"开窍于目"的功能，肝血充足，眼睛得到充分滋养，才能正常工作，用眼多了，肝血损耗自然多了，尤其是晚上，正是补阴血的时候，该补不补，反而变本加厉地过度使用，久而久之，肝血也就虚了。所以，这时候就需要肝肾同补了。

补肝当然离不开膈俞和肝俞这两个穴位，它们都是足太阳膀胱经上的穴位（图 38）。膈俞又叫血会，是理气宽胸、活血通脉的要穴。这个穴位的找法很简单，一般采用俯卧的姿势，膈俞穴位于身体背部，第七胸椎棘突下，左右旁开 2 指宽处。肝俞是肝的背俞穴，也就是肝在后背的反应点，具有疏肝利胆、理气明目的功用。肝俞在膈俞下面两个椎体，大约 2.5 厘米。

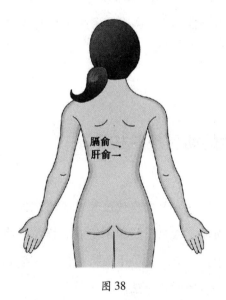

图 38

由于这两个穴位都在后背，自己按揉有些费劲，因此可以与家人、朋友、同事相互按揉，每次按揉 5 分钟；也可以用类似擀面杖、棒球棒之类的东西，在后背上下滚动，或者利用健身器材来刺激后背，这样可以刺激到所有背俞穴。如果能在后背拔罐、走罐效果会更好。

滋肾阴的首要穴位当属太溪穴了，用手指按揉或用仪器按摩都可以，每次 3 ~ 5 分钟，直到有酸、胀和麻的感觉就行了。其次，还要在睡前按揉三阴交 3 分钟。三阴交是足三阴经的交会穴，能同时调理肝、脾、肾，对女人补阴非常重要，所以三阴交又叫"女三里"。这儿比其他地方敏感，按下去有胀疼的感觉。

标本兼治的经络疗法对治疗黑眼圈是大有裨益的，但养成健康的生活方式也同样重要，如少熬夜，保证充足的睡眠；戒烟酒；多运动；节制性生活；多吃富含维生素 C 的食物，脾气不好者不妨多吃点醋，少吃刺激性食品。

❧ 超有效的简易瘦脸按摩

瘦脸，除了听从专家的建议改变自己的饮食习惯之外，每天用心进行脸部按摩，效果也是很不错的。长期坚持下来，不仅皮肤会变得既光滑又富有弹性，小圆脸也会变得既瘦又有形！

按摩瘦脸的具体操作手法。

（1）从额头到太阳穴，用双手进行按压，共按压 3 ~ 4 次。

（2）用双手的中指、无名指交替对鼻翼两侧进行轻按，重复进行 1~2 次；然后再以螺旋的方式对双颊进行按摩：由下颌至耳下，耳中、鼻翼至耳上部进行按摩，重复进行两次。

（3）以双手的拇指、食指交替对下颌线进行轻按，由左至右反复进行 3 次。

（4）以双手掌由下向上对颈部进行轻抚，然后再沿耳后向上升，在头顶交汇于百会穴处，用指尖轻轻对其按压两分钟。

（5）将手指移至眼睛与眉毛间的侧面，向后大约 1 横指的地方，在快接近发际的地方轻轻按压 3 分钟，这样能够促进面部的新陈代谢。

（6）沿着脸部的下颚轮廓向上滑，就可以发现一个凹陷处，这个凹陷处就是颊车穴，它可以有效地消除由于摄取过多的糖分所造成的脸部肥胖。

（7）将手放到胸锁乳突肌的内侧，也就是天突穴的位置。对天突穴进行按压能够刺激甲状腺，促进新陈代谢，从而去除脸部多余的水分。

只要你长期坚持上面的脸部按摩，就可以减少面颊的皮下脂肪而使脸形变瘦。

在按摩前应先进行 3 分钟的有氧运动。按摩时着重刺激睛明、太阳、下关、颊车几个穴位，能有效预防面部赘肉横生，改善脸形。

🦋 太溪和涌泉留住乌黑的秀发

　　头发美是人体美的一个显著的标志，拥有一头漂亮的头发无疑会为健康的你锦上添花。但是有些女性却并没有那么的幸运，她们中有的人发质干枯并且没有光泽，有的人大把大把地掉头发，这其中的原因到底是什么呢？

　　头发的盛衰和肾气是否充盛是有着很大关系的。头发伴随着人的一生，从童年、少年、青年、壮年到老年的演变，均和肾气的盛衰有着直接以及密切的关系。也就是像《素问·六节脏象论》中所说的"肾者……其华在发"的含义。

　　肾藏精，精生血，这说明血的生成，本源便在于先天之精，化生血液以营养毛发。人的元气源于肾，是由肾中的精气所化生的。元气为人体生命运化的原动力，能够激发和促进毛发的生长。可见要想使自己的秀发飘逸而又有光泽的话，平日里就要注意补肾，补肾最好的办法就是按摩太溪和涌泉这两个穴位（图39）。

　　太溪是肾经的原穴，它是补肾的关键。太溪穴位于脚踝的内侧，从脚踝内侧中央起，往脚趾后方触摸，在脚踝内侧和跟腱之间，有一个大的凹陷，在这个凹陷的中间，可以感觉到动脉跳动的地方即是太溪穴。每天坚持用手指按揉太溪穴，除了要有酸胀的感觉之外，还要有麻麻的感觉。涌泉穴是人体少阴肾经上的要穴。它位于脚底中线前三分之一的交点处，即当脚趾屈时，脚底前凹陷处。每天睡前用手指对涌泉穴进行 3 分钟的按压，或者是艾灸，都会收到很好的疗效。

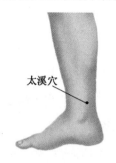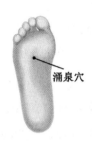

图 39

建议每天在睡觉之前先用热水将脚泡一下，然后对太溪穴进行 3~4 分钟按揉，然后再按压涌泉穴，只要能够长期坚持下去，就一定会收到很好的效果。

去腹部的小肚肚，你不想吗

被"小腹婆"这个称呼所困扰的女性朋友，相信不在少数。而实际上，偏偏是腹部的赘肉最难消除，这让很多女性都感到束手无策。不过对于使用按摩方法来说，腹部却是成效最为显著的部位。接下来便教大家几种经络、穴位按摩方法，帮助爱美的朋友解决烦人的腹部赘肉问题。

1. 拇指叠按法

将两个拇指上下重叠，在腹部以及相关穴位处进行按压，按压的轻重应该以手指感觉到脉搏跳动，并且被按摩的部位不感觉到疼痛为宜。

2. 波浪推压法

将两手的手指并拢，自然伸直，一只手的手掌放在另一只手掌的背上，右手在下，左手在上。在下的那只手掌和手指平贴腹部，用力向前推按，然后在上的手掌用力向后压，一推一回，由上而下慢慢移动，这个动作就好像水中的浪花一般，故而得名。

3. 腹部穴位按摩

腹部按摩并不是简单的揉肚子，选准基本穴位再实施按摩的话，会起到事半功倍的效果，从而让你可以更加自信地露出小蛮腰。

穴位一：中脘穴，位于腹部正中线肚脐以上大约4寸处。

穴位二：水分穴，位于腹部正中线肚脐以上大约1寸处（按摩水分穴有助于排除体内多余的水分，避免水肿，并且可以帮助肠胃蠕动、锻炼腹肌，从而避免小腹突出）。

穴位三：气海穴，位于腹部正中线肚脐以下大约1.5寸处。

穴位四：关元穴，位于腹部正中线肚脐下大约3寸处。

穴位五：水道穴，位于肚脐以下大约3寸，关元穴左右两侧各向两旁大约2寸处。

穴位六：天枢穴，位于肚脐左右两侧各向两旁大约2寸处，以左天枢为重点（图40）。

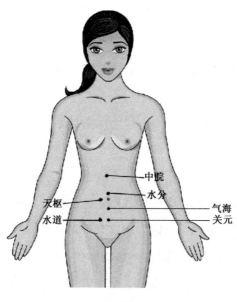

中脘

水分

天枢

气海

水道

关元

图 40

按摩气海、关元穴能够有效地抑制食欲，有利于腹部脂肪均匀分布；而按摩天枢穴则可以帮助消化、排气，促进肠胃蠕动、废物排泄，当然更有利于消除小腹的赘肉。

穴位按摩方法及时间：每天早晚仰卧在床上，先以手法二由上腹部向小腹进行 3～4 次推压，再先后以手法一和手法二依次按摩以上 6 个穴位，每个穴位各按摩 2 分钟左右。

值得注意的是，经期妇女不可以按摩腹部，否则会加大出血量。孕期妇女同样也不可以按摩腹部，还有一些穴位，如三阴交、至阴穴等都不能按摩。但是经期、孕期妇女可以接受四肢按摩。

这些穴位送你浑圆而富有弹性的臀部

在女人全身的线条当中，最为优美的恐怕就是腰身到臀部的曲线了，浑圆而又富有弹性的臀部是女性健康美的标志之一。不过如果在办公桌前面坐得过久，或者是坐在沙发上面看电视的时间太长的话，臀部的肌肉就会变得松弛起来。如果想要使臀部的肌肉变得结实，可以每天做下面这套臀部按摩操，只需要连续进行三个星期就能够收到显著的效果。

（1）将双手手掌叠加起来，对一侧的臀部进行按揉，反复操作两分钟。然后再用同样的手法操作对侧的臀部。

（2）用双手将一侧臀部的肌肉捏住，反复用力进行两分钟捏揉。然后再用同样的手法操作对侧的臀部。

（3）用单掌或者双掌叠加，将掌根置于一侧臀部上方的关元俞穴的位置，向外下方推，经胞肓穴直至环跳穴为止，反复进行推按，持续 1 分钟。

（4）以一手手掌的根部置于大腿后侧臀下方的承扶穴处，反复按揉 1 分钟。

（5）以一肘的肘尖置于一侧环跳穴处，屈肘塌腰，将身体上半部的重量集中于肘尖部，由轻而重地持续进行 1 分钟的按压。

（6）将双手的十指相对靠拢，指间分开，手腕放松，双前臂进行主动的旋转运动，用小指侧有节律地叩击臀部，反复操作 1

分钟。

另外，健美臀部也可以通过增加一些小运动来达到收缩臀部肌肉和运动脂肪的效果。例如，伸直双腿，然后做踮脚尖运动。首先，身体立正，双脚并拢，双腿伸直。然后，边吸气边踮脚尖，把意念集中在大脚趾与第二趾上面，脚跟踮起至离地约一个半、两个拳头的距离，同时，将肛门缩紧。最后，吐气，慢慢将脚跟放下，肛门随之放松。经常重复运动可以加速对臀部的塑形效果。

当你上下班等车的时候、排队的时候、工作间隙休息的时候，只要你愿意，是随时随地都可以进行的。千万不要再偷懒了，赶快站起来和地心引力做斗争吧，充分利用每一分钟，让你的臀部永远挺翘，永不下垂。

❀ 漂亮女人的纤腿按摩秘籍

对于很多坐办公室的女性来说，一天可能会在办公室坐上 8 个小时甚至是更久，慢慢地你便会发现自己的双腿开始变得越来越粗壮。这个时候自己也会感到分外的苦恼。其实，你是完全不用对此而发愁的，只要找准自己腿部的按摩部位，每天进行自我按摩，你就会发现在不知不觉当中，自己的双腿竟然被拉长了几厘米！

1. 膝盖与两侧按摩

膝盖周围很少累积脂肪，因为膝盖是骨骼相连的关节部位，但是这个部位很容易水肿或出现松弛的现象，而使得腿部变粗。具体改善方法是：由膝盖四周开始按摩，可以改善膝盖周围皮肤松弛现象，不过，按摩的次数要频繁，否则是无法达到改善曲线的功效的。

2. 紧实大腿线条

大腿内侧的皮下脂肪是很容易堆积松弛的，按摩大腿的方法是取坐位，腿部全部离开地面，臀部支撑身体平衡，双手按住膝盖上部大腿中部，轻轻按摩。这样可以消除腿部的水肿，让双腿肌肤更加有弹性，使腿部线条变修长。

3. 改善小腿微循环

方法一：减小腿要由打松结实的小腿肥肉开始。双手掌心紧贴腿部，四指并拢，大拇指用力压住腿部肌肉，从脚跟的淋巴结处中速向上旋转，两手旋转的方向必须相反。每条腿各 2 ~ 3 分钟。

方法二：睡前将腿抬高，成 90 度直角，放在墙壁上，坚持二三十分钟再放下，将有助于腿部血液循环，减轻脚部水肿。

血液循环不好，就很容易引致腿部水肿。而含维生素 E 的食物，可帮助加速血液循环、预防腿部肌肉松弛。如杏仁、花生、小麦胚芽等。

🐾 打开心结，养颜养心的内关穴

一般情况下，女人到了 40 岁，衰老就开始降临了，经常会出现心慌、气短、出虚汗等症状，现代医学将这些症状统称为"更年期症状"，对付"更年期症状"并没有什么特效药或者是很好的治疗方法。按照《黄帝内经》中的说法："女子五七阳明脉衰，面始焦，发始堕。六七三阳脉衰于上，面皆焦，发始白。七七任脉虚，太冲脉衰少，天葵竭，地道不通，形坏而无子也。"女人的衰老在五七三十五岁就开始了，首先是阳明脉衰，然后慢慢导致三条阳经气血逐渐衰退。头为诸阳之会，气血不能上达于面部，皱纹和斑点就产生了。所以，从养生和美容的角度讲，人的美实际上是与气血息息相关。心主神，其华在面。心之神主要靠气血来充盈，气血充足，自然反映到脸上。所以，女人养颜首先要养心。

女人养心也是可以通过经络按摩来进行的。比如说，点揉内关穴。内关穴最早见于《灵枢·经脉》篇，是心包经上的穴位，它通于任脉，会于阴维，是八脉交会穴之一。内关穴的真正妙用，在于能打开人体的内在机关，有补益气血、安神养颜之功。

内关穴的位置在手臂内侧，腕横纹上两寸的地方，取穴时手握虚拳向上平放，另一手食指、中指、无名指三指以腕横纹为准并齐，食指点按的地方就是内关穴。点揉这个穴位随时随地都可以进行，以局部略感酸胀为宜。

点揉内关穴的功效主要在于疏通心结。我们都知道，心情郁闷、烦躁，总是发脾气的人衰老的迹象越严重，特别是女性到了更年期的时候，情绪会比较激烈。而我们也不可能随时可以控制自己的情绪，一旦觉得心情不好就应该想办法进行缓解。内关穴就是宣泄情绪的关口，调心养心，使气血充盈就是养颜之大道，这时任何名贵的化妆品都比不上。

按压内关穴的方法是：以一手拇指的指腹紧按另一前臂内侧的内关穴位，先向下按，再做按揉，两手交替进行。对于心动过速者，手法要由轻渐重，同时可以配合震颤以及轻揉；对于心动过缓者，要用强刺激的手法。平时可按住穴位，左右旋转各 10次，然后紧压 1 分钟。

按压内关穴对于减轻胸闷、心前区不适和调整心律有帮助，抹胸和拍心对于消除胸闷、胸痛也有一定的效果。

一个小小的穴位就能解决很多西医都无法解决的问题，这就是中医的神奇。不管是中医养生学还是中医美容学都是如此，简单而有效，无私的恩惠送给每有心之人。